Kathrin Melzer · Ilse Schank

Handeln, nicht verzweifeln!

Ein Führer für Eltern von Kindern mit AD(H)S in Köln

Schmetterlinge

Handeln, nicht verzweifeln! Ein Führer für Eltern von Kindern mit AD(H)S in Köln
© Kathrin Melzer/Ilse Schank, Köln 2009
Kontakt und Bestellungen: adhs.guide@yahoo.de
Verlag und Vertrieb: Schmetterlinge, Selbsthilfegruppe für Eltern von Kindern mit
Wahrnehmungs- und Bewegungsauffälligkeiten/Aufmerksamkeitsdefizit-Syndrom, Köln
Kontakt: Doris Ganser-Rashid, Höningerweg 241, 50969 Köln, Tel. (02 21) 3 60 39 72
Titelfotos: fotolia
Gestaltung: ATELIER Antje Bellingen, Köln
Lektorat: Heide John, Köln
Druck: Görres Druck, Koblenz
Layout und Druck mit freundlicher Unterstützung der Stadt Köln
und der Selbsthilfeförderung folgender Krankenkassen:
AOK Rheinland/Hamburg, Barmer Ersatzkasse, BKK Ford und Rheinland, Gemeinsame
Betriebskrankenkasse Köln, Gmünder Ersatzkasse, Hamburg-Münchener Krankenkasse,
Hanseatische Krankenkasse, Innungskrankenkasse Nordrhein, Kaufmännische Krankenkasse,
Landwirtschaftliche Krankenkasse NRW
Wichtiger Hinweis: Die Inhalte dieser Publikation sind nach bestem Wissen und Gewissen
und mit Sorgfalt recherchiert, erheben jedoch weder Anspruch auf Vollständigkeit noch
sind Irrtümer ausgeschlossen. Für Inhalte der angegebenen Links können wir keine Ver-
antwortung übernehmen.

Die Ausführungen in diesem Buch erheben keinen wissenschaftlichen Anspruch und
ersetzen auch nicht den fachlichen Rat eines Arztes oder eines Therapeuten!
Stand: Oktober 2009

ISBN 978-3-00-029315-3

Für unsere Familien, nah und fern

Der Schmetterling

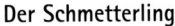

Ein Schmetterling hat sich in mein Zimmer verirrt.

Unermüdlich stößt er im Fluge gegen die Fensterscheibe,
immer von Neuem, bis er ermattet auf die Fensterbank fällt.

Dann rappelt er sich wieder auf, und da er nicht gelernt hat,
dass Fensterscheiben nicht zu durchfliegen sind,
stößt er weiter mit dem Kopf dagegen.

Er merkt nicht, dass daneben die Balkontüre aufsteht.

Erika Grube

Nichts ist strafender, als einer Krankheit eine Bedeutung zu verleihen –
da diese Bedeutung unausweichlich eine moralische ist.

Susan Sontag, Krankheit als Metapher

Carpe diem – nutze den Tag!

Inhalt

Wie Sie diesen Führer nutzen

 Kapitel 1 beantwortet die Fragen „Was ist AD(H)S?", „Wie wird AD(H)S diagnostiziert?" und „Wie wird AD(H)S behandelt?"

Kapitel 2 enthält in fünf Unterabschnitten zu folgenden Themen eine Auswahl von Empfehlungen und Anlaufstellen in Köln

 2.1. Diagnose und Therapie

 2.2. Kindergarten und Schule

 2.3. Familie und Erziehung

 2.4. Freunde, Freizeit und Medien

 2.5. Stressabbau und Selbsthilfe für Eltern

 Unser Stift weist auf besondere Tipps von Eltern für Eltern hin.

 Das A-Z-Heft bedeutet: Achtung, Hinweis auf Kontaktdaten in **Kapitel 3.1.** **„Anlaufstellen in Köln von A bis Z"** unter dem jeweiligen alphabetischen Stichwort (zum Beispiel: „Einrichtungen für Diagnostik und Therapie", „Ergo-therapie" etc.).

Ebenfalls in **Kapitel 3** haben wir Literatur (3.2.) und Internetadressen (3.3.) zum Weiterlesen zusammengestellt. Im **Anhang** finden Sie Nützliches, zum Beispiel ein Muster für einen Punkteplan.

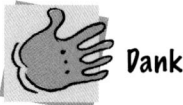 **Dank**

Für die Informationen in diesem Buch haben wir nicht nur aus unserem persönlichen Erfahrungsschatz und aus unzähligen Gesprächen und Fachvorträgen in unserer Selbsthilfegruppe geschöpft. Viele Mitglieder der „Schmetterlinge" und der anderen Selbsthilfegruppen für AD(H)S-Betroffene und ihre Familien in Köln haben uns außerdem auf einem Fragebogen ausführlich ihre Erfahrungen und Empfehlungen mitgeteilt. Danke dafür!

Ganz herzlich bedanken wir uns bei Doris Ganser-Rashid, die unsere Gruppe leitet und die mit Fachkompetenz, unermüdlichem Ansporn und Seelenmassagen zum Gelingen dieses Buches beigetragen hat. Ein großes Dankeschön geht an Gertraud Winkendick für ihre wertvollen Hinweise!

Vielen Dank auch an die Mitglieder des ADHS-Kompetenznetzwerk Köln, auf dessen Fachtreffen wir für unser Vorhaben werben durften und die uns bei unserer Datenerhebung unterstützt haben. Hier sind wir besonders Dipl.-Päd. Barbara Noack, der Koordinatorin des Netzwerkes, verpflichtet, die uns überaus hilfreich unter die Arme gegriffen hat. Bei Dipl.-Soz.Päd. Sarah Schmidt von der Eltern-Kind-Station an der Kinder- und Jugendpsychiatrie der Uniklink Köln bedanken wir uns für die vielen Türen, die sie uns geöffnet hat.

Ein extragroßes Dankeschön gebührt natürlich unseren Familien und Freunden, die immer ein offenes Ohr für uns hatten und uns ermutigt haben, Probleme anzupacken und den Kopf nicht in den Sand zu stecken.

Liebe Eltern,

wenn jemand neu in unsere Selbsthilfegruppe für Eltern von Kindern und Jugendlichen mit AD(H)S und Wahrnehmungs- und Bewegungsauffälligkeiten kommt, steuert er oder sie fast immer ein Sofaelement am Kopfende der Runde an. Man sitzt dort alleine, ist aber irgendwie doch Teil der Gruppe.

Wer auf dieser „Couch" sitzt, hat meist mit seinem Kind schon eine wahre Odyssee von Behandlungen hinter sich. Auf dem Platz haben Mütter gesessen, gar nichts gesagt und geweint, Väter unter Tränen vom Leiden ihrer Kindern berichtet, Ehepaare sich an den Händen gehalten, um sich Mut zu machen, ihre Geschichte in der Gruppe zu erzählen.

Eines haben die Eltern, die zu uns stoßen, gemeinsam: Alle sind schon lange, frustrierende Wege durch den Diagnose- und Behandlungsdschungel gegangen, in den die Aufmerksamkeitsdefizit-/Hyperaktivitätsstörung eine Familie verschlägt. Hinzu kommt die emotionale Belastung: Soziale Ausgrenzung und das Gefühl von Ohnmacht und Mutlosigkeit sind gang und gäbe bei Eltern von Kindern mit AD(H)S. Wir „AD(H)S-Eltern" haben uns oft sehnlichst einen „Manager" gewünscht, der uns an die Hand nimmt und ab und zu etwas – nur ein ganz kleines bisschen – von der überwältigenden Last abnimmt, mit einem chronisch kranken Kind zu leben. Aus der Idee, Eltern zu helfen, ist dieses Buch entstanden: Keine medizinische oder therapeutische Abhandlung, sondern ein Handbuch von Eltern für Eltern.

Ausdrücklich möchten wir auch Eltern von Kindern und Jugendlichen im diagnostischen Umfeld von AD(H)S ansprechen, deren Kinder also Wahrnehmungs- und Bewegungsstörungen oder Teilleistungsstörungen haben, ohne ein ausgesprochenes „AD(H)S-Kind" oder (schon) als ein solches diagnostiziert zu sein. Sicherlich finden auch sie den einen oder anderen Tipp in diesem Ratgeber.

Dieses Buch soll Ihnen eine kleine „Start-Hilfe" sein. Es gibt einen kurzen Überblick über AD(H)S, die Diagnose und mögliche Therapien. Auch wenn sich hier manches anfangs etwas fachlich anhört, lesen Sie weiter – es lohnt sich!

Köln ist in Sachen Behandlung von AD(H)S vergleichsweise gut aufgestellt; man muss nur wissen, wo es diese Hilfe gibt. Im darauffolgenden zweiten Teil finden Sie daher erste Anlaufstellen in Köln für Diagnose und Therapie, aber auch Empfehlungen für den Alltag in Schule und Familie. Wir geben Tipps für Freizeitbeschäftigungen, bei denen sich aktive Kids mal so richtig auspowern oder mit Spaß konzentrieren können. Wir zeigen aber auch Wege auf, wie gestresste Eltern sich regenerieren können. Anlaufstellen von A bis Z, Literatur und Internetadressen zum Weiterlesen gibt es im dritten Teil des Führers.

Last, but not least, wollen wir Ihnen Mut machen zur Selbsthilfe, dazu, selbst Initiative zu ergreifen und die Probleme im Leben mit einem an AD(H)S erkrankten Kind durch aktives Handeln zu bewältigen.

Wenn die Finanzierung es zulässt, soll dieser Eltern-Führer in regelmäßigen Abständen aktualisiert werden. Grundsätzlich sind wir schon auf Ihr Feedback gespannt: Mailen Sie uns Lob, Kritik und vor allem Ihre Tipps und Erfahrungen an: adhs.guide@yahoo.de

Kathrin Melzer   **Ilse Schank**
Köln, im Oktober 2009

Kapitel 1
AD(H)S kurz und knapp

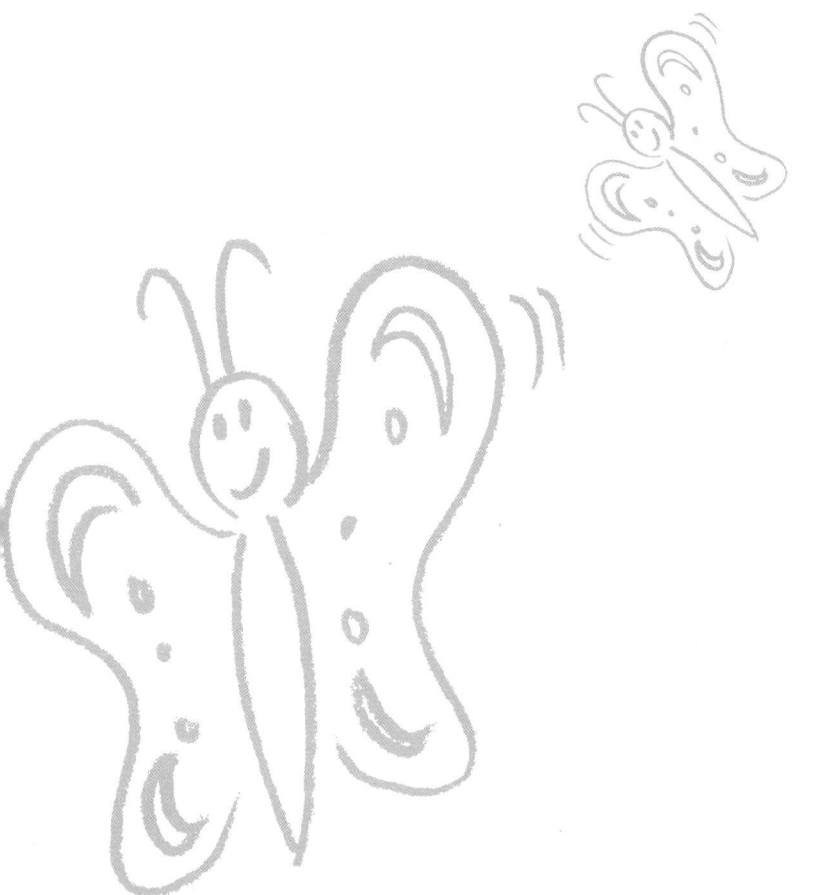

1.1. Was ist AD(H)S?

AD(H)S steht für Aufmerksamkeitsdefizit-/ Hyperaktivitätsstörung und ist eines der am häufigsten beschriebenen psychiatrischen Krankheitsbilder im Kindes- und Jugendalter.

Viele Namen, eine Krankheit

AD(H)S begegnet uns unter vielen Namen. Früher sagte man dazu MCD („Minimale Cerebrale Dysfunktion") oder auch HKS („Hyperkinetisches Syndrom"). Der Begriff HKS taucht immer noch relativ häufig auf. Die Schweizer kennen die Störung als POS („Psychoorganisches Syndrom"). ADS wird für die Variante der Aufmerksamkeitsstörung ohne ausgeprägte Hyperaktivität verwandt. Ab und an trifft man heute auch auf den Begriff „Teilleistungsstörung der Aufmerksamkeit".

Symptome

Kinder und Jugendliche mit AD(H)S haben folgende Kernsymptome:

1. **Unaufmerksamkeit** (Aufmerksamkeitsstörung, Ablenkbarkeit): Die Kinder sind leicht reizüberflutet und ablenkbar, können sich schlecht konzentrieren und springen von Tätigkeit zu Tätigkeit.

2. **Impulsivität:** Den Kindern fehlt Eigensteuerung. Sie agieren überstürzt; handeln, bevor sie denken.

3. **Überaktivität** (Hyperaktivität, motorische Unruhe): Der hyperaktive Typus der Krankheit geht mit ausgeprägter körperlicher Unruhe einher. Die Kinder können nicht lange sitzen bleiben, sind immer in Bewegung. Sie „zappeln". Es gibt aber auch Kinder, häufig sind es Mädchen, die keine ausgeprägte Hyperaktivität zeigen. Hier spricht man oft vom „verträumten" ADS-Typ oder von „hypoaktiv" (hypo = unter).

AD(H)S ist keine Krankheit, die man hat oder nicht hat, sondern ein sogenanntes kontinuierlich verteiltes Merkmal. Die Grenzen zur „Normalität" sind fließend. AD(H)S ist eine dimensionale Störung, das heißt, man kann eine leichte Form haben und es im Alltag kaum bemerken oder sehr schwer beeinträchtigt sein. Ob jemand als leicht, mittel oder schwer erkrankt gilt, hängt davon ab, wie stark die Krankheit das Leben der Kinder und Jugendlichen beeinträchtigt oder gar als Behinderung wirkt.

Eltern-Tipp: Der Name ist Programm

Die Bezeichnung einer Krankheit kann auch eine Frage der (professionellen) Sichtweise sein. Als sich eine Mutter in unserer Selbsthilfegruppe einmal einem Kinder- und Jugendpsychiater gegenüber verwundert über die vielen Bezeichnungen in den Berichten über ihren damals achtjährigen Sohn äußerte, erklärte dieser: „Für die Sprachtherapeuten äußert es sich in einer Sprachentwicklungsverzögerung, für die Psychologen in einer Wahrnehmungsstörung, die Ergotherapeuten sagen Störung der sensomotorischen Integration, also im Zusammenspiel von Sinneseindrücken und Bewegung. Ich und meine Psychiater-Kollegen diagnostizieren eine AD(H)S."

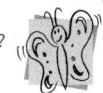

Wie merkt man, dass etwas anders ist?

AD(H)S-Ausprägungen gibt es so viele, wie es betroffene Kinder gibt. Jedes „AD(H)S-Kind" hat seine Eigenarten, auch abhängig vom Alter. Nicht wenige Eltern in unserer Selbsthilfegruppe berichten von Schreiphasen im Säuglingsalter, andere von Babys, die ganz schwer zu stillen waren. Im Kleinkindalter waren einige Kinder nur „lebhaft" und fielen erst in der Schule auf. Einige lernten früh sprechen und redeten wie ein Wasserfall; andere wurden durch massive Sprachentwicklungsverzögerungen schon früh zu „Therapiekindern." Wieder andere hatten mit motorischen Problemen zu kämpfen oder waren schon früh in Gruppen isoliert, hatten kaum Freunde oder verhielten sich aggressiv.

Wenn man einen gemeinsamen Nenner sucht, dann der, dass diese Kinder „nicht bei sich" sind; ihre Aufmerksamkeit scheint nie dort zu sein, wo sie gerade gefordert wird: beim Essen, beim Schuhe zumachen, bei den Hausaufgaben, beim Zähneputzen ...

Eltern-Tipp:
Nicht beirren lassen!

Eltern merken sehr früh und mit sicherem Instinkt, dass ihr Kind „anders" ist. Lassen Sie sich von den wohlgemeinten Beruhigungen Ihrer Freunde und Verwandten nicht beirren („Das wächst sich aus!" „Das ist doch nur ein etwas lebhaftes Kind!" „Die ist schon okay!"). Leider nehmen auch immer noch viele Kinderärzte Elternsorgen nicht ernst. Suchen Sie fachlichen Rat bzw. wechseln Sie den Arzt, wenn Sie ein ungutes Gefühl haben!

Begleitstörungen

Eine AD(H)S kann mit einer Begleitstörung („Komorbidität") einhergehen. Diese hat entweder mit der Aufmerksamkeitsstörung direkt zu tun (etwa Teilleistungsstörungen) oder aber ist ein Ergebnis der Ablehnung, Ausgrenzung und der mangelnden Erfolgserlebnisse (Frust), die ein betroffenes Kind ständig in der Familie, in der Schule, unter Gleichaltrigen (Peergroup) erlebt (etwa aggressive Verhaltensstörungen oder depressive Störungen).

Begleitstörungen können sein:

- Oppositionelle Störungen des Sozialverhaltens (Trotz, Wutausbrüche, Regelverstöße)

- Aggressive Verhaltensstörungen

- Depressive Störungen

- Angststörungen

- Zwangsstörungen

- Lernstörungen, Teilleistungsschwächen (Legasthenie, Dyskalkulie)

- Koordinationsstörungen (Beeinträchtigung der Grob- und Feinmotorik)

- Sprach-, Sprechstörungen

- Tic-Störungen, (unwillkürliche Laute, Zuckungen, Grimassen etwa beim Tourette-Syndrom)

- Einnässen, Einkoten

Umgekehrt kann eine Aufmerksamkeitsstörung eine andere im Vordergrund stehende Krankheit begleiten, zum Beispiel eine Autismus-Spektrum-Störung wie das Asperger-Syndrom. In diesen Fällen ist sie jedoch eher als zusätzliches Symptom der Primärerkrankung zu verstehen.

Ursachen

Einer Aufmerksamkeitsdefizit-/Hyperaktivitätsstörung liegen nach heutigem Forschungsstand neurobiologische Fehlfunktionen des Gehirns zugrunde. Der Austausch sogenannter Neurotransmitter (Botenstoffe, zum Beispiel Dopamin), die die Leitung von Impulsen zwischen den Gehirnzellen steuern, arbeitet nicht richtig. Einfach gesagt: Die Informationsverarbeitung im Gehirn ist gestört. Bestimmte Bereiche, vor allem solche, die Aufmerksamkeit, Motivation, Bewegungsabläufe und Handlungssteuerung betreffen, zeigen – auch messbar durch bildgebende Verfahren – eine Unterfunktion. Reizüberflutung und mangelnde Steuerung von Bewegungen und Handlungen sind die Folge.

Die genauen Ursachen einer Aufmerksamkeitsdefizit-/Hyperaktivitätsstörung sind noch ungeklärt. Wahrscheinlich spielen sowohl genetische als auch umweltbedingte Faktoren eine Rolle. Viele Untersuchungen, zum Beispiel die viel zitierten Zwillingsstudien, haben ergeben, dass AD(H)S vererbt werden kann. Bei Geschwistern und Eltern von diagnostizierten Kindern ist die Wahrscheinlichkeit höher als in anderen Familien, dass auch sie an der Störung leiden.

Das heißt aber nicht, dass AD(H)S zwangsläufig vererbt wird oder dass sie in unbelasteten Familien gar nicht auftritt. Auch Umweltgifte, denen die Mutter während der Schwangerschaft ausgesetzt ist,

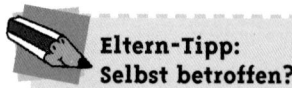

**Eltern-Tipp:
Selbst betroffen?**

Das Phänomen, dass es Eltern angesichts ihrer eigenen (Kindheits-/Schul-)Geschichte wie Schuppen von den Augen fällt, wenn sie mit der Diagnose AD(H)S bei ihren Kindern konfrontiert werden, ist uns in der Selbsthilfegruppe immer wieder begegnet. Die Erkenntnis, selbst vielleicht eine (unbehandelte) AD(H)S zu haben, muss nicht nur Bitterkeit auslösen, sondern kann Erleichterung zur Folge haben – und den überfälligen Anstoß geben, sich selbst helfen zu lassen.

könnten eine Rolle spielen, etwa Blei oder Alkohol und Nikotin. Medizinische Probleme während der Schwangerschaft oder unter der Geburt erhöhen das Risiko des Kindes, später mit AD(H)S diagnostiziert zu werden. Extreme Frühchen zum Beispiel haben ein deutlich erhöhtes Risiko, später an einer AD(H)S zu erkranken, so eine im September 2008 publizierte Studie.

Eines ist sicher: AD(H)S wird nicht durch „schlechte Erziehung" verursacht. Es liegt zuerst eine genetische Disposition oder Entwicklungsstörung des Gehirns vor. Soziale Faktoren haben dann aber einen starken Einfluss darauf, wie sich eine AD(H)S entwickelt

Eltern-Tipp: Der Sog der bewegten Bilder

Kinder und Jugendliche mit AD(H)S sind für die schnellen Bildabfolgen im Fernsehen und für Computerspiele besonders empfänglich. Diese (passive) „Beschäftigung" scheint ihrer Reizoffenheit entgegenzukommen, sie sind gebannt, konzentriert, ruhig. Die Eltern sind vielleicht erleichtert, dass ihr Kind mal „runterkommt" und sie sich anderweitig beschäftigen können. Eine fatale Wirkung: Studien haben ergeben, dass TV und Computerspiele Symptome von AD(H)S verstärken, nicht abschwächen. Die negative Wirkung zeigt sich natürlich erst, wenn die Glotze aus ist. Also: Fernseh- und Computerzeit unbedingt begrenzen! (s. Kapitel 2.4. Freunde, Freizeit und Medien)

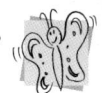

und können den Verlauf günstig oder ungünstig beeinflussen.

Ähnliches gilt für den Fernsehkonsum: Wer viel vor der Glotze sitzt, bekommt davon keine AD(H)S. Besteht aber eine Anlage zu AD(H)S, kann übermäßiger TV-Konsum Symptome verstärken, während Bewegung die Gehirnentwicklung positiv beeinflusst. Spaziergänge in der Natur fördern einer neueren Studie zufolge sogar kurzfristig die Konzentration und können Hyperaktivität lindern (s. Kapitel 2.4. Freunde, Freizeit und Medien).

Woher kommt die Störung; warum ist gerade mein Kind betroffen? Erfahrungsgemäß spielt die schmerzliche Suche nach den Ursachen in der persönlichen Geschichte bei Eltern am Anfang eine große Rolle, die umso größer ist, wenn die Eltern vielleicht ahnen, dass sie selbst betroffen sein könnten. Später wiegen bei vielen das informierte Handeln, die Therapie und die praktische Unterstützung des Kindes stärker als die Ursachenforschung.

Auswirkungen

Die Auswirkungen einer (unbehandelten) AD(H)S variieren nach Alter und Schweregrad sowie danach, ob und wann mit einer Therapie begonnen wird.

Babys: Eltern, die auf das Säuglingsalter ihrer „AD(H)S-Kinder" zurückschauen, sind sich meistens einig: Ihr Kind war anstrengender als andere. Ob Schreiphasen, immerwährende Unruhe, Ess- oder Schlafprobleme: Das Kind hält einen im wahrsten Sinne des Wortes immer auf Trab. Eltern mit „Träumerlis" wiederum haben Hebammen schon zu drei Wochen alten Säuglingen sagen hören: „Hallo, Baby, komm an: Du bist jetzt auf der Welt!" Einen ständig verschlafenen Säugling zu versorgen, der wegen großer Stillprobleme nicht gedeiht, kann genauso aufreibend sein, wie ein immerzu quicklebendiges Baby zu beruhigen.

Eltern-Tipp: Frühe Hilfen sind wichtig!

AD(H)S ist weder heilbar noch „wächst es sich aus". Die Störung ist nicht auf die Kindheit beschränkt. Und: Schätzungsweise 60 Prozent der Jugendlichen mit AD(H)S haben auch als Erwachsene noch mit Symptomen zu kämpfen. Man kann die Krankheit zwar nicht heilen, aber man kann sie kontrollieren. Dabei sind Früherkennung und -intervention enorm wichtig! Je früher eine AD(H)S behandelt wird, desto besser lassen sich spätere (Begleit-)Probleme in den Griff bekommen oder entstehen erst gar nicht.

Kleinkindalter/Kindergartenalter: Kinder mit einer AD(H)S sind in dieser Zeit sehr aktiv, aber im Gegensatz zu ihren Altersgenossen handeln sie plan- und rastlos. Sie hasten von Spiel zu Spiel oder sind – bei ADS ohne Hyperaktivität – extrem langsam. Die Ausdauer beim Spielen mit anderen ist gering. Warten, bis man an der Reihe ist, oder das Sitzen im Stuhlkreis sind eine Qual. Die Kinder können sich schlecht in andere Kinder hineinversetzen. Oft sind sie schon jetzt in Gruppen isoliert.

Auch in der Familie merkt man jetzt vielleicht, dass die Kinder aufgrund ihrer gestörten Aufmerksamkeit langsamer aus Erfahrungen lernen. Wegen ihrer Impulsivität kommen viele schlecht mit Regeln klar, haben unerklärliche Wutausbrüche und generell eine geringe Frustrationstoleranz. Teilleistungsschwächen in der auditiven und visuellen Wahrnehmung, also des Hörens und Sehens, können sich bemerkbar machen. Die Fein- und Grobmotorik lässt eventuell zu wünschen übrig. Viele Kinder mit AD(H)S haben auch mehr Stürze und Unfälle als ihre Altersgenossen.

Grundschulalter: In der Schule kommen für Kinder mit AD(H)S mehrere für sie ungünstige Bedingungen zusammen: Sitzen bleiben und sich länger auf eine Sache konzentrieren müssen, große Gruppen, hoher Geräuschpegel etc. Kein Wunder, dass sich spätestens hier für die meisten Familien die Situation dramatisch zuspitzt. Jetzt merkt man es deutlich: Das Arbeitsgedächtnis dieser Kinder ist beeinträchtigt. Die mangelnde Regelakzeptanz, Stören im Unterricht und Probleme bei den Hausaufgaben tun ihr Übriges: Das Kind reibt sich an Lehrern, Mitschülern und Eltern. Niedriges Selbstbewusstsein, im schlimmen Fall aggressives Verhalten, ist die Folge. Die Schulleistungen können – noch über die Konzentrationsprobleme hinaus – beeinträchtigt sein: Oft ist die Schrift nicht „schön", das Ordnungsverhalten chaotisch. Nicht selten haben die Kinder eine Lese-Rechtschreib- oder Rechenschwäche und tun sich mit ausdauerndem Lernen schwer.

Leider gehören unsere Kinder meistens nicht zur „Ingroup", dauerhafte soziale Bindungen fallen ihnen schwer. Sie wirken „uncool", weil sie vielleicht viel und hektisch reden, ungeschickt sind oder eine komische Körpersprache haben. Häufig können sie Gefahren nicht richtig einschätzen und bringen uns zum Beispiel im öffentlichen Straßenverkehr so richtig ins Schwitzen.

Teenager: Zu den schulischen Problemen (Leistungsverweigerung) kommen jetzt vielleicht erschwerend eine Null-Bock-Mentalität oder oppositionell-aggressives Verhalten dazu. Für Eltern wird es schwer, tolerierbares Pubertätsgehabe von „AD(H)S-gesteuertem" Verhalten zu unterscheiden. Bei einer unbehandelten AD(H)S steigt jetzt das Risiko, dass die Jugendlichen ein stark vermindertes Selbstwertgefühl haben und Ängste oder Depressionen entwickeln, in soziale Randgruppen abrutschen – mit allen schädlichen Nebenwirkungen: Ausleben der sowieso schon erhöhten Risikobereitschaft (auch

Eltern-Tipp: Großer Leidensdruck zwingt zum Handeln

Spätestens wenn ein betroffenes Kind in den Kindergarten oder die Grundschule kommt, fühlen sich auch die Eltern ausgegrenzt – und sind es tatsächlich. Ihre Kinder werden gemieden, auf Spielplätzen, im Kindergarten, in Spielgruppen, auf dem Schulhof, und fallen auf Familienfesten unangenehm auf. Sogar Freunde und Verwandte zeigen wenig Verständnis; Schwierigkeiten mit dem Kind werden auf die „schlechte Erziehung" geschoben. Leider reagieren auch noch viele Pädagogen (Lehrer/Erzieher) – oft aus eigener Überforderung – mit großem Unverständnis.

Das Leben mit einem „AD(H)S-Kind" ist noch dazu sehr, sehr anstrengend und kann Eltern an den Rand der Erschöpfung bringen. Zum physischen Ausgelaugtsein kommt der psychische Druck. Insbesondere, wenn keine oder erst spät eine Diagnose und ein Therapiebeginn erfolgt, können die Ohnmachts- und Schuldgefühle bei Eltern grenzenlos sein. Sie wissen ja gar nicht, dass weder ihr Kind noch sie „Schuld" haben an ihrer Lage. Vielleicht ist auch schon das Verhältnis zum Kind getrübt, der beiderseitige Frust groß und Streitrituale sind hoffnungslos eingefahren.

Spätestens jetzt ist es Zeit zu handeln und sich Hilfe zu holen, damit die Beziehung wieder eine stabile Basis und Eltern und Kind handfeste Unterstützung bekommen!

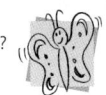

beim Sex!), Kleinkriminalität, Alkohol- und Drogenkonsum. Mädchen haben zudem ein höheres Risiko an einer Ess-Störung (Magersucht, Bulimie) zu erkranken. Ein kleiner Trost mag sein, dass die ausgeprägte Hyperaktivität bei manchen Kindern mit Eintritt in die Pubertät nachzulassen scheint.

Kinder und Jugendliche mit einer unbehandelten AD(H)S bleiben in der Schule meist unter ihren intellektuellen Möglichkeiten, weil sie nicht so lernen KÖNNEN, wie es das Schulsystem von ihnen erwartet. Mangelnde Ausdauer und fehlende Konzentration wirken natürlich in der Ausbildungszeit/im Studium fort und machen es nicht leicht, später im Job sein ganzes Potenzial zu nutzen.

Vorkommen

Je nachdem, welchen anerkannten medizinischen Kriterienkatalog man bei der Diagnose zugrunde legt und welche Studie man zitiert, wird die Häufigkeit von AD(H)S bei Kindern im Schulalter bei 1-3 Prozent (nach den strengen Kriterien der Weltgesundheitsorganisation) oder bei etwa 3-7 Prozent (nach den weiter gefassten Kriterien des US-amerikanischen Psychiaterverbandes, die auch den vorwiegend unaufmerksamen Typ erfassen) angegeben (s. Kapitel 1.2. Wie wird AD(H)S diagnostiziert?). Etwa 300.000 bis 700.000 der Kinder und Jugendlichen in Deutschland wären demnach von AD(H)S betroffen. Experten schätzen die Zahl der Kinder, die weniger stark betroffen sind, noch höher ein. Jungen sind dabei insgesamt zwei- bis viermal häufiger betroffen als Mädchen. Allerdings wird bei Mädchen, gerade weil sie oft eher an der „leisen" ADS-Form leiden, eine AD(H)S eher übersehen.

Geht man davon aus, dass bei einem nicht geringen Teil (33 Prozent) der Betroffenen AD(H)S-Symptome auch im Erwachsenenalter fortwirken, so erfüllen schätzungsweise 2-3 Prozent der Erwachsenen die Kriterien einer AD(H)S.

Mit AD(H)S leben – Kinder haben Stärken!

Leider hat das Wort „Defizit" (Mangel) nicht nur im Namen der Störung, sondern oft auch im Blick der Eltern eine zentrale Bedeutung. Kinder mit AD(H)S haben viele positive Seiten, die aber gerade für Eltern oft hinter dem Alltagsstress zurückzutreten drohen. Sobald sich nach einem Therapiebeginn die Lage beruhigt hat, können diese Stärken herausgekitzelt werden. Kinder mit AD(H)S werden als besonders kreativ und phantasievoll beschrieben. Sie stecken voller toller Ideen, sind charmant und fröhlich, hilfsbereit, fürsorglich und tierlieb. Sie gehen aufgeweckt, sensibel und mit einem ausgeprägten Sinn für Gerechtigkeit durchs Leben. Wenn sie an einer Sache interessiert sind, können sie durchaus Höchstleistungen erbringen.

Es gibt viele Menschen, die mit der richtigen Unterstützung trotz ihrer AD(H)S erfolgreich sind. Kürzlich erst stand Michael Phelps im Rampenlicht. Der mehrfache Olympiagoldmedaillen-Gewinner wurde mit neun Jahren diagnostiziert. Schwimmen, sagt er heute, habe ihm geholfen, seine Beeinträchtigung in den Griff zu bekommen. Hochleistungen kreativer Art zeigt Justin Timberlake. Der erfolgreiche Musiker gibt offen zu, an einer AD(H)S und Zwangsstörung zu leiden.

Eltern-Tipp: Stärken leben, aber Defizite ernst nehmen!

Immer wieder, besonders in den USA, wo AD(H)S als Phänomen in der Gesellschaft schon länger diskutiert wird als in Europa, entbrennt die Diskussion: Ist AD(H)S eine Behinderung oder lediglich ein Charaktermerkmal? Die Gefahr der „AD(H)S-ist-eine-Stärke"-Argumentation liegt in der Verharmlosung der Schwierigkeiten der mittelschwer und schwer Betroffenen in Alltag und Gesellschaft. Wer Hilfebedürftigkeit abspricht, enthält medizinisch-therapeutische Hilfsangebote vor. Am äußersten Ende des Verklärungsspektrums stehen diejenigen Esoterik-Vertreter, die AD(H)S-Betroffene als „Indigo-Kinder" sehen, die von einem anderen „Stern" kommen und uns auf die Wirklichkeit neuer, besserer Welten aufmerksam machen wollen.

In der Literatur werden gerne bekannte Persönlichkeiten mit AD(H)S in Verbindung gebracht. Mozart, Benjamin Franklin und Albert Einstein sollen darunter gelitten haben, Winston Churchill angeblich auch. Auf Eltern, die gerade darum kämpfen, dass ihr Kind nicht sitzenbleibt oder gar auf eine Förderschule umgeschult wird, wirken Statements wie diese nicht immer tröstlich. Unser Fazit: Wissenschaftliche Genies und politische Überflieger haben es trotz AD(H)S geschafft und nicht wegen der Störung, wie manchmal suggeriert wird.

Dennoch: Wir finden es sehr wichtig, dass auch immer wieder auf die Stärken von AD(H)S-Betroffenen hingewiesen wird, wie es auch der Selbsthilfe-Verband ADHS Deutschland e.V. unter dem Motto „ADHS. Gemeinsam sind wir stark" tut.

Struwwelpeters Erbe

Das Erscheinungsbild der AD(H)S ist wahrscheinlich so alt wie die Menschheit. Vielleicht hatten die Eigenschaften, die unsere Kinder heute krank machen, sogar einmal in der menschlichen Evolution einen Sinn. Wissenschaftler aus den USA haben bei den Ariaal, einem Volk in Kenia, das teilweise nomadisch lebt und zum Teil sesshaft geworden ist, eine Genvariante untersucht, die mit AD(H)S-spezifischem Verhalten in Verbindung gebracht wird. Das Ergebnis: Die nomadisch lebenden Menschen mit der Genvariante waren besser genährt als ihre Stammeskollegen ohne diese Veranlagung. Bei den Sesshaften war es genau umgekehrt. Die genetische Veranlagung zu AD(H)S, so die Wissenschaftler, wirke sich also nur bei denen positiv aus, für die das unstete Um-

herziehen zum Überleben gehört. Für die Sesshaften habe die Variante Nachteile, weil sie sich dadurch weniger gut auf Landwirtschaft und Handel konzentrieren könnten. Einen ähnlichen Ansatz hatte vor vielen Jahren schon Thom Hartman in „Eine andere Art die Welt zu sehen" (s. Lese-Tipp).

Dass AD(H)S-Merkmale zu einer „sesshaften" Gesellschaft nicht passen, hat Mitte des 19. Jahrhunderts der Arzt Heinrich Hoffmann im „Struwwelpeter" drastisch dargestellt. Jedes Mal, wenn betroffene Eltern sich wieder einmal über die Medien-Schlagzeile „Pillen für den Zappelphilipp" ärgern, lohnt ein Blick ins Bilderbuch. Das 1846 beschriebene Verhaltensbild ist längst Teil der pädagogischen Volksseele – und vielleicht ist das Thema daher auch so heftig umkämpft. Der findige Kinder-Kenner aus Frankfurt hat damals nicht nur den hyperaktiven „Zappel-

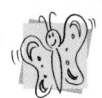

Philipp", sondern in einer späteren Auflage 1847 auch seinen diagnostischen „Bruder", den Träumer „Hanns Guck-in-die-Luft" beschrieben.

Lese-Tipp: Von Jägern und Farmern

In seinem Buch „Eine andere Art die Welt zu sehen" beleuchtet der US-Amerikaner Thom Hartman, der selbst ein AD(H)S-Betroffener ist, das Thema von einer originellen Seite. AD(H)S-Betroffene, sagt er, haben Eigenschaften, die in den frühen Sammler- und Jägergesellschaften zum Überleben beitrugen. Ihre Umwelt auf Reize abchecken, sich in bestimmte Tätigkeiten komplett vertiefen, überschießende Energie, hohe Risikobereitschaft, blitzschnelles Umschalten – das alles kennen wir gut von unseren hyperaktiven Kindern. Von unseren Kindern mit „Jäger-Naturen" kennen wir aber auch, dass sie bei „langweiligen" Tätigkeiten, die Ausdauer erfordern, oft total überfordert sind – also bei „Farmer-Beschäftigungen", die die ausgeglichene Wesensart eines sesshaften Landwirts verlangen.

Das Schöne am Buch: Weder verharmlost Hartman AD(H)S noch beklagt er, dass diese Eigenschaften in unserer Gesellschaft nicht mehr gefragt sind. Er kommt vielmehr aus der positiven Ecke, gibt konkrete Überlebenstipps und regt an, die vermeintlichen Schwächen in Fertigkeiten umzuwandeln. Das macht Mut, auch Eltern, die sich Sorgen um die Zukunft ihrer Kinder machen! (s. Kapitel 3.2. Literatur)

Struwwelpeters Erbe zeigt aber auch, dass die Krankheit nicht neu ist, sondern schon vor mehr als hundertfünfzig Jahren beschrieben wurde – und zwar als problematisches Verhalten. Tatsächlich haben Psychiater, Kinderärzte, Neurologen und Psychologen in den USA, England und Deutschland seit Mitte des 19. Jahrhunderts Kinder mit AD(H)S-typischem Verhalten beschrieben. Schon Hippokrates beschrieb im 5. Jahrhundert v. Chr. AD(H)S-typische Symptome und empfahl Diät und eine ruhige Lebensweise. AD(H)S ist also keine neue Erscheinung; sie kam zu allen Zeiten in allen Kulturen vor.

Hat AD(H)S einen sozialen Aspekt?

AD(H)S kommt in allen Schichten der Gesellschaft vor und hat doch eine soziale Komponente. Einiges scheint auf einen Teufelskreis von Armut und Krankheit hinzuweisen. US-amerikanische Studien zeigen, dass die AD(H)S-Rate in sozial schwachen Familien höher ist. Außerdem wird die Krankheit nachweislich bei Kindern aus armen, sozial benachteiligten Familien später oder gar nicht diagnostiziert und auch seltener gezielt behandelt als in bessergestellten Familien.

Jugendliche und Erwachsene mit einer (unbehandelten) AD(H)S bleiben nachweislich häufig in Ausbildung und Beruf deutlich unter ihren Möglichkeiten und rutschen in schlimmen Fällen sogar in die Kriminalität ab; es gibt deutsche Studien, die bei der Hälfte der untersuchten Insassen von Jugendstrafanstalten eine AD(H)S festgestellt haben. Der Kreis von Armut und Krankheit dreht sich weiter, wenn eine AD(H)S, die in vielen Fällen erblich bedingt ist, an die nächste Generation weitergegeben wird.

Nur eine frühe Erkennung und Intervention können den Teufelskreis von AD(H)S durchbrechen, damit sich Entwicklungsverzögerungen nicht unwiderruflich manifestieren und betroffene Kinder die Chance haben, ihr volles Potenzial zu nutzen, und am gesellschaftlichen Leben teilnehmen können.

AD(H)S in den Medien

Wenn auch noch nicht als ernst genommene Diagnose, so ist AD(H)S als Thema längst in der Mitte der Gesellschaft angekommen. An einem Sonntagabend im April 2007 sahen über 7 Mio. Fernsehzuschauer den Tatort „Das namenlose Mädchen", in dem ein Vater seinem hyperaktiven Sohn ein Stück Brot in den Mund stopft bis er erstickt – die Mutter hatte die Medikamente abgesetzt; den Vater brachte das Verhalten des Jungen an den Rand des Nervenzusammenbruchs. Das Thema puschte die Quote und brachte einen beachtlichen Marktanteil von 21,3 Prozent.

„Spiegel"-Titel, „Super Nanny", „Quarks & Co": An Aufmerksamkeit mangelt es der Aufmerksamkeitsdefizit-/Hyperaktivitätsstörung nicht. Leider ist die Berichterstattung selten neutral, sondern ziemlich oft tendenziös,

und fördert so weder die Aufklärung über die Krankheit noch die Toleranz gegenüber den Betroffenen.

Ein Fernsehmagazin zeigte im Studio zum Beispiel viele Bildschirme mit hüpfenden Kindern und massenhaft dekorativ aufgehäufte Pillen. Nicht nur das Studioset, auch die Inhalte der Sendung klagten einerseits die Mediengesellschaft an, die immer schneller und „unkonzentrierter" daher komme, und beschuldigten andererseits die Eltern, die angeblich ihren Kindern vorschnell Medikamente geben. Die „Machenschaften" der Pharmaindustrie wurden ebenfalls kritisiert. Leider wurde ein ganz anderer Brennpunkt nicht angesprochen. Nämlich, dass sich vielleicht Zehntausende von Kindern – und ihre Familien – in Deutschland ohne Hilfe mit einer unerkannten und unbehandelten AD(H)S herumquälen, und so die Zukunft vieler Leben verbaut wird.

Aus unserer (Eltern-)Sicht ist AD(H)S keine „Modediagnose", wie oft in den Medien behauptet. Dafür kennen wir zu viele

Eltern-Tipp: Nervende Unwissenheit

Wahrscheinlich müssen Sie sich als Eltern eines mit einer AD(H)S diagnostizierten Kindes immer wieder gegen die Behauptung — meist vorgebracht von Eltern gesunder Kinder, Talkshow-Moderatoren oder Leitartikel-Verfassern in Tageszeitungen — wehren, AD(H)S gebe es gar nicht. Vielmehr sei AD(H)S eine Antwort unserer Kinder auf die gesellschaftlichen Zustände oder auf Ihre schlechte Erziehung (zu streng, zu lax etc.).

Antworten Sie darauf doch — wie wir — mit einem Auszug aus einer Erklärung von 192 renommierten internationalen Wissenschaftlern, die 2002 gefasst und 2004 erneuert wurde:

„Die Veröffentlichung von Geschichten, nach denen AD(H)S eine fiktive Störung oder lediglich ein Konflikt zwischen heutigen Huckleberry Finns und ihren Sorgeberechtigten sei, ist gleichbedeutend mit der Behauptung, die Erde sei flach, die Gesetze der Schwerkraft seien debattierbar, und die chemische Periodentabelle sei Betrug."

→ Die „Gemeinsame Erklärung" (sehr lesenswert!) kann bei der Elterninitiative AdS e.V. im Internet kostenlos heruntergeladen werden: www.ads-ev.de

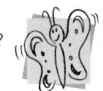

Fälle, in denen die Störung zum Nachteil der Betroffenen viel zu spät erkannt, diagnostiziert und behandelt wurde. Wohl aber ist AD(H)S ein Modethema und für die Medien eine willkommene Metapher, also ein Bild, für kritisierte gesellschaftliche Zustände. Darüber wird aber viel zu oft das echte Leiden der Betroffenen vergessen. Vor allem: Durch das Warten auf gesellschaftliche Veränderung entsteht auch keine Lobby, die sich für mehr Aufklärung von Kinderärzten, eine bessere Ausbildung von Erzieherinnen und Erziehern und eine Sensibilisierung von Lehrerinnen und Lehrern einsetzt.

AD(H)S in der Gesellschaft

Psychische Krankheiten mussten schon immer als Bild oder Symbol für soziale Zustände herhalten. Das 19. war das „hysterische" Jahrhundert, in den 1970er Jahren wurde die Schizophrenie als Metapher für Befindlichkeiten in der Gesellschaft benutzt. Bei AD(H)S ist ein ähnlicher Trend zu sehen, nicht zuletzt im Sprachgebrauch: Schon jetzt bezeichnen Bands ihren Sound als „Aufmerksamkeits-Defizit-Syndrom-Musik", werden Sampler gemixt für die „ADS-Generation", sprechen Tageszeitungen von „ADS, G 8 und Ritalin-Zeiten".

Die Krankheit wird gerne als Ausgeburt von gesellschaftlichen Missständen gesehen. Kinder bekämen von unserer reizoffenen Mediengesellschaft AD(H)S, heißt es heute vereinfachend. Früher machten Ärzte die Dampfkraft und die Frauenemanzipation für Nervenkrankheiten verantwortlich.

Genauso beliebt ist eine andere Argumentation: Ist vielleicht nicht der „abgestempelte" Mensch „ver-rückt", sondern die (Leistungs-)Gesellschaft? Demnach wäre AD(H)S gar keine Krankheit, sondern die Gesellschaft wäre krank, und die Kranken würden lediglich als solche definiert, um als „unbequeme" Gesellschaftsteilnehmer an den Rand gedrängt zu werden.

So befruchtend diese Gedanken für Schriftsteller, Drehbuchautoren und Philosophen sicherlich sein mögen, so knackig die Vergleiche für Journalisten auch sind, so weit gehen sie an der gesellschaftlichen und medizinischen Wirklichkeit – und an den Bedürfnissen der betroffenen Familien - vorbei.

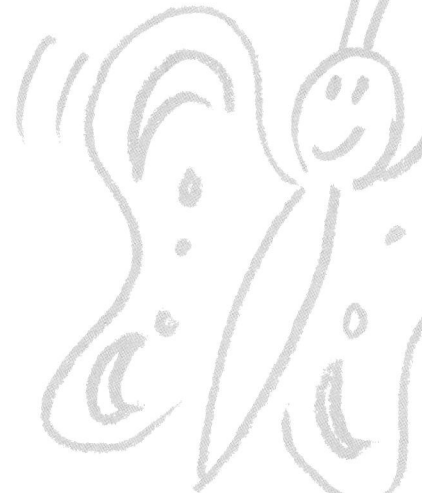

1.2. Wie wird AD(H)S diagnostiziert?

An dieser Stelle steigen wir nun in das etwas trockene Thema der medizinischen Diagnose ein. Für die Aufmerksamkeitsdefizit-/Hyperaktivitätsstörung (AD(H)S) – ein kompliziertes Geflecht aus neurobiologischen, physiologischen, psychologischen und sozialen Aspekten – gibt es keinen speziellen Test. Kein „Dopamin-Wert", kein Gentest – geschweige denn ein Blutwert – weist auf die Krankheit hin. Ebenso wenig gibt es den einen Fragebogen, dessen Ergebnisse das Vorliegen oder Nicht-Vorliegen von AD(H)S anzeigen.

Trotzdem ist die Störung wie andere psychische Erkrankungen, zum Beispiel Schizophrenie oder Depression, auf der Basis von weltweit anerkannten Kriterien gut zu umreißen und zu diagnostizieren. Dies geschieht durch Untersuchung, Beobachtung und Befragung des Patienten bzw. seines Umfeldes.

Klassifikationssysteme

Eine AD(H)S wird auf der Basis der beiden diagnostischen Systeme ICD-10 (Internationale Klassifikation der Krankheiten/*International Classification of Diseases* der Weltgesundheitsorganisation/WHO, 10. Version) und DSM-IV (Diagnostisches und Statistisches Handbuch Psychischer Störungen/ *Diagnostic and Statistical Manual of Mental Disorders* der *American Psychiatric Association*/Amerikanische Psychiatrische Vereinigung, Version IV) festgestellt.

Eltern-Tipp: Experten suchen!

Eine AD(H)S-Diagnose ist nicht in zehn Minuten gestellt, sondern erfordert einiges Know-how und spezielles „Diagnose-Werkzeug". Eltern sollten dafür unbedingt einen darauf spezialisierten Kinder- und Jugendarzt oder Psychologen, einen Kinder- und Jugendpsychiater oder Kinder- und Jugendlichen-Psychotherapeuten aufsuchen. Viele Praxen bzw. Einrichtungen haben selber Therapieangebote oder sind gut vor Ort vernetzt (s. Kapital 2.1. Diagnose und Therapie).

→ Wie der sorgfältige Weg zur Diagnose aussehen kann, zeigt der Entscheidungsbaum für die Diagnose hyperkinetischer Störungen nach den Leitlinien der Deutschen Gesellschaft für Kinder- und Jugendpsychiatrie und -psychotherapie. Sie finden ihn im Anhang.

Erzieher/-innen im Kindergarten oder Lehrer/-innen in der Schule können (und dürfen) keine Diagnose stellen und sollten Kinder auch nicht voreilig abstempeln oder Eltern „verrückt machen". Dennoch können wertvolle Hinweise gerade von den Bezugspersonen kommen, die unsere Kinder im direkten Vergleich zu den Altersgenossen im Alltag, in Gruppensituationen und in Lernsituationen erleben. Da sollte man die Ohren aufmachen und das Gespräch suchen. Nicht wenige pädagogisch Tätige sind durch Weiterbildungen o. Ä. für das Thema AD(H)S sensibilisiert. Und nicht zu vergessen: Sie sind später wichtige Partner in Kindergarten und Schule, die Therapieansätze wirkungsvoll unterstützen können.

Krankheitsbegriff nach DSM-IV: Aufmerksamkeits-Defizit-/ Hyperaktivitäts-Störung

Subtypen:
- vorwiegend hyperaktiv-impulsiver Typ
- vorwiegend unaufmerksamer Typ ("ADS")
- kombinierter Typ
- ADHS, nicht näher bezeichnet

Schlüssel für alle Subtypen:
F 90.0 nach ICD-10

Krankheitsbegriff nach ICD-10: Hyperkinetische Störungen

Subtypen:
- Einfache Aktivitäts- und Aufmerksamkeitsstörung (F 90.0)
- Hyperkinetische Störung des Sozialverhaltens (F 90.1)
- Sonstige hyperkinetische Störungen (F 90.8)

Die Leitlinien der Arbeitsgemeinschaft ADHS der Kinder- und Jugendärzte zum Beispiel legen für den Krankheitsbegriff die Kriterien nach DSM-IV zugrunde. Dazu heißt es: „Damit findet auch der vorwiegend unaufmerksame Subtyp (‚ADS') die klinisch notwendige diagnostische und therapeutische Berücksichtigung. Diese Patienten würden mit der strengeren Definition nach den ICD-10-Kriterien nicht erfasst, da dabei in allen drei Bereichen – Aufmerksamkeit, Hyperaktivität, Impulsivität – Probleme vorhanden sein müssen."

Wir können hier nur einen kleinen Einblick in die professionelle Diagnostik bei AD(H)S geben. Quellen für die erwähnten Leitlinien und Klassifikationssysteme finden Sie in Kapitel 3.2. Literatur („Diagnose und Therapie der AD(H)S"). Wer mehr wissen möchte, findet auf der Internetseite des zentralen adhs-netz Beispiele für Checklisten, Fragebögen und andere Instrumente, mit denen Experten arbeiten. www.zentrales-adhs-netz.de (Für Fachleute/Materialien)

Folgende Kriterien müssen nach DSM-IV für eine AD(H)S-Diagnose erfüllt sein:

A. Entweder die Kriterien Unaufmerksamkeit (1) **oder** Hyperaktivität/Impulsivität (2) oder Unaufmerksamkeit **und** Hyperaktivität/Impulsivität (1 und 2) sind erfüllt (s. Seite 26).

B. Einige Symptome der Hyperaktivität-Impulsivität oder Unaufmerksamkeit mit beeinträchtigender Wirkung treten bereits vor dem Alter von sieben Jahren auf.

C. Beeinträchtigungen durch die Symptome zeigen sich in zwei oder mehr Bereichen (zum Beispiel in der Schule/am Arbeitsplatz und zu Hause).

D. Es müssen deutliche Hinweise auf eine klinisch bedeutsame Beeinträchtigung in sozialen, schulischen oder beruflichen Funktionsbereichen vorliegen.

E. Die Symptome treten nicht ausschließlich im Verlauf einer tief greifenden Entwicklungsstörung, einer Schizophrenie oder einer anderen psychotischen Störung auf und werden nicht besser durch eine andere psychische Störung beschrieben (zum Beispiel Affektive Störung, Angststörung, Dissoziative Störung oder Persönlichkeitsstörung).

Symptomkriterien nach ICD-10 und DSM-IV

1

Unaufmerksamkeit

Sechs (oder mehr) der folgenden Symptome von Unaufmerksamkeit sind während der letzten sechs Monate beständig in einem mit dem Entwicklungsstand des Kindes nicht zu vereinbarenden und unangemessenen Ausmaß vorhanden gewesen:

a) Beachtet häufig Einzelheiten nicht oder macht Flüchtigkeitsfehler bei schulischen Aufgaben, bei der Arbeit oder bei anderen Tätigkeiten.

b) Hat oft Schwierigkeiten, längere Zeit die Aufmerksamkeit bei Aufgaben oder beim Spielen aufrechtzuerhalten.

c) Scheint häufig nicht zuzuhören, wenn andere ihn/sie ansprechen.

d) Führt häufig Anweisungen anderer nicht vollständig durch und kann Schularbeiten, andere Arbeiten oder Pflichten am Arbeitsplatz nicht zu Ende bringen (nicht aufgrund oppositionellem Verhaltens oder von Verständigungsschwierigkeiten).

e) Hat oft Schwierigkeiten, Aufgaben und Aktivitäten zu organisieren.

f) Vermeidet häufig oder hat eine Abneigung gegen oder beschäftigt sich häufig nur widerwillig mit Aufgaben, die länger andauernde geistige Anstrengungen erfordern (wie Mitarbeit im Unterricht oder Hausaufgaben).

g) Verliert oft Gegenstände, die er/sie für Aufgaben oder Aktivitäten benötigt (zum Beispiel Spielsachen, Hausaufgabenhefte, Stifte, Bücher oder Werkzeug).

h) Lässt sich häufig durch äußere Reize leicht ablenken.

i) Ist bei Alltagstätigkeiten oft vergesslich.

2

Sechs (oder mehr) der folgenden Symptome von Hyperaktivität und Impulsivität sind während der letzten sechs Monate beständig in einem mit dem Entwicklungsstand des Kindes nicht zu vereinbarenden und unangemessenen Ausmaß vorhanden gewesen:

Überaktivität/Hyperaktivität

a) Zappelt häufig mit Händen oder Füßen oder rutscht auf dem Stuhl herum.

b) Steht [oft, nur DSM-IV] im Unterricht oder in Situationen auf, in denen Sitzenbleiben erwartet wird.

c) Läuft häufig herum oder klettert exzessiv in Situationen, in denen dies unpassend ist (bei Jugendlichen oder Erwachsenen kann dies auf ein subjektives Unruhegefühl beschränkt bleiben).

d) Hat oft Schwierigkeiten, ruhig zu spielen oder sich mit Freizeitaktivitäten ruhig zu beschäftigen.

e) ICD-10: Zeigt ein anhaltendes Muster exzessiver motorischer Aktivität, das durch die soziale Umgebung oder durch Anforderungen nicht durchgreifend beeinflussbar ist.

DSM-IV: Ist häufig „auf Achse" oder handelt oftmals, als wäre er/sie „getrieben".

Impulsivität

a) Platzt oft mit Antworten heraus, bevor Fragen zu Ende gestellt sind.

b) Kann häufig nur schwer warten, bis er/sie an der Reihe ist.

c) Unterbricht oder stört andere oft (platzt zum Beispiel in die Gespräche oder Spiele anderer hinein).

d) Redet häufig übermäßig viel. [Im DSM-IV unter Hyperaktivität aufgeführt]

Zu den Routine-Diagnose-verfahren gehören

- Krankheitsgeschichte (Anamnese) im sozialen und Familienzusammenhang, u.a. auch Eindrücke von Lehrern etc. (Eigen-, Familien-, Fremdanamnese)
- Klinische Untersuchung (Ganzkörper-untersuchung, einschließlich Gewicht, Länge, Body-Mass-Index (BMI), Blutdruck, Puls; neurologische und motoskopische Untersuchung; Beurteilung des psychischen und geistigen Entwicklungsstandes; Beurteilung des Hör- und Sehvermögens),
- Verhaltensbeobachtung
- Fragebögen (für Patient, Eltern, Lehrer etc.)
  → Ein Beispiel für einen diagnostischen Fragebogen finden Sie im Anhang.
- Testpsychologische Untersuchungen: Entwicklungs-, Intelligenztests, Aufmerksamkeitstests, Testung auf Teilleistungsschwächen u.a.
- Blutuntersuchungen, zum Beispiel, um organische Ursachen wie Schilddrüsenerkrankungen auszuschließen.

Seltener sind

- Videoaufzeichnungen
- EEG-Untersuchungen, um ein Anfallsleiden auszuschließen
- Moderne bildgebende Verfahren etwa zur Untersuchung der Gehirnaktivität werden meist nur zu Forschungszwecken eingesetzt.

Nicht jedes aktive Kind hat AD(H)S

Ebenso wichtig wie die Diagnostik ist die Ausschlussdiagnostik. Der Experte grenzt ab, ob die Symptome eine andere Ursache haben als eine AD(H)S.

Eine AD(H)S geht mit einer mangelnden Selbststeuerung einher, die Kinder erst ab einem bestimmten Alter erlernen. Ein altersentsprechend hohes Aktivitätsniveau, insbesondere bei jüngeren Kindern, ist also noch kein Symptom im Sinne von AD(H)S. Daher wird ein Arzt, Psychologe oder Psychotherapeut bei sehr kleinen Kindern mit einer Diagnose vorsichtig sein. Außerdem greifen viele Testverfahren bei kleinen Kindern noch nicht, und die Aufmerksamkeits- und Konzentra-

---

Eltern-Tipp: „Hängematte" AD(H)S-Diagnose?

Immer wieder hört und liest man, Eltern würden sich auf einer AD(H)S-Diagnose „ausruhen", sie als Entschuldigung für die eigene erzieherische Unfähigkeit gebrauchen und die Störung für Fehlschläge verantwortlich machen.

Wir haben die Erfahrung gemacht, dass sich die meisten Eltern nach einer Diagnose nicht zurücklehnen und die Hände in den Schoß legen, weil das auch hieße, ihr Kind aufzugeben. Im Gegenteil: Eltern sind oft erst einmal erleichtert, weil das bisher unbekannte und in quälenden Selbstvorwürfen und -erforschungen gewälzte Problem endlich einen Namen hat. Diese Benennung spielt eine wichtige Rolle als Motor, der einen befähigt, gegen die Krankheit aktiv zu werden, sich zu informieren und das Leben mit einem chronisch beeinträchtigten Kind nicht als undefinierbare Strafe zu betrachten, sondern es selbst zu gestalten. Nicht wenige Eltern finden an diesem Punkt ihre Selbstachtung wieder!

AD(H)S ist kein Schicksal, sondern eine Herausforderung. Die meisten Eltern nehmen sie mit der entsprechenden Unterstützung positiv an!

tionsproblematik entfaltet in der Schule oft erst ihre volle Dynamik.

Ausgeschlossen werden müssen auch Verhaltensauffälligkeiten, die etwa auf mangelnde Zuwendung oder gar körperliche oder seelische Misshandlung in der Familie zurückzuführen sind. Auch übermäßiger Computer- oder Fernsehkonsum kann Überaktivität zur Folge haben.

Weiterhin müssen unter anderem Minder- oder Hochbegabung, Seh- und Hörstörungen, Schilddrüsenfehlfunktion, die Folgen bestimmter Schlafstörungen, Psychosen bis hin zu Nebenwirkungen medikamentöser Dauertherapie als Ursachen ausgeschlossen werden. Zu beachten ist aber, dass bei bestimmten Störungen (wie bei Alkoholschädigung vor der Geburt, bei Autismus oder bei Anfallsleiden) häufig auch Kernsymptome von AD(H)S vorhanden sind.

> „Die Symptomatik von AD(H)S zeichnet sich dadurch aus, dass sie im Kindergartenalter beginnt, situationsübergreifend ist und einen sehr systematischen, stabilen Verlauf hat."
>
> Prof. Dr. Manfred Döpfner
> Klinik und Poliklinik für Psychiatrie und Psychotherapie des Kindes- und Jugendalters der Uni Köln

Eltern-Tipp: Vom Umgang mit Diagnosen

Einige Eltern in unserer Selbsthilfegruppe haben auch mit Fehldiagnosen kämpfen müssen. Eine Mutter erhielt von einem Arzt nach einer 15-minütigen Untersuchung die Mitteilung, ihr siebenjähriges Kind habe keine AD(H)S, sondern eine starke Entwicklungsstörung und würde voraussichtlich nach dem zehnten Lebensjahr aufhören, sich geistig zu entwickeln. Da lag bereits seit einiger Zeit eine AD(H)S-Diagnose vor, und es ging lediglich um eine mögliche medikamentöse Behandlung. Heute ist das Kind fast neun Jahre alt und entwickelt sich prächtig. Die AD(H)S-Diagnose hat sich die Mutter vom ersten Arzt nochmals bestätigen lassen – nach einer bangen Zeit des Wartens.

Andere Eltern erhielten nach Jahren die „Zweit-Diagnose" einer Begleitstörung, zum Beispiel zur AD(H)S die eines Asperger-Syndroms. Viele Ungereimtheiten klärten sich zwar rückblickend auf, das nötige Umdenken und Anpassen der Therapie erforderte aber von allen Beteiligten wieder viel Kraft und Nerven.

1.3. Wie wird AD(H)S behandelt?

Nach der Diagnose Aufmerksamkeitsdefizit-/ Hyperaktivitätsstörung bei ihrem Kind gibt es für betroffene Eltern eine gute und eine schlechte Nachricht. Zuerst die schlechte: Eine AD(H)S ist nicht heilbar. Auch wenn dies noch oft zu lesen und zu hören ist: Sie wächst sich nicht aus (s. Kapitel 1.1. Was ist AD(H)S?/Vorkommen).

Und jetzt die gute Nachricht: Eine AD(H)S ist ein gut zu behandelndes Handicap, es gibt nachweislich erfolgreiche Therapien. Dabei gilt einerseits: Je früher die Intervention, also das Eingreifen, desto besser für Familie und Kind. Und desto eher lassen sich Begleiterscheinungen vermeiden bzw. in den Griff bekommen (s. Kapitel 1.1. Was ist AD(H)S?/Begleitstörungen). Ein anderes Motto greift aber ebenso: Besser spät als nie! Wie alt ein Kind auch sein mag, ob vier oder vierzehn Jahre: Handeln ist angesagt, nicht Abwarten!

Therapie ist harte Arbeit

Betroffene Eltern wissen: Mit einem „AD(H)S-Kind" zu leben, ist harte Arbeit. Es bei der Therapie zu unterstützen, es durch die Schule zu coachen und ihm bei seinem Alltag zu helfen, ständig im Dialog mit Lehrern, Erziehern, Ärzten und Therapeuten zu stehen – das ist es ebenfalls.

Nur Mut: Das Leben verändert sich nach Therapiebeginn zwar nicht schlagartig. Wenn erst einmal eine Diagnose gestellt ist, wenn Eltern sich Hilfe holen, Beratung zulassen und aktiv sind, merken die meisten aber: Schritt für Schritt lichtet sich das Chaos, die Hilflosigkeit nimmt ab, das Verhältnis zum Kind bessert sich. Die allermeisten Eltern machen die Erfahrung, dass sich schon etwas ändert, sobald der Entschluss zum Handeln umgesetzt wird. Dabei ist manchmal sogar weniger wichtig, was passiert oder was zuerst passiert, als dass überhaupt etwas gegen einen unhaltbaren Zustand unternommen wird.

Der multimodale Ansatz

„Die Therapie der ADHS ist als multimodales Behandlungsangebot definiert", heißt es im Eckpunkte-Papier der fachübergreifenden Konsensuskonferenz zur besseren Versorgung von ADHS-Betroffenen in Deutschland. Das Papier unterzeichneten das Bundesgesundheitsministerium und die Berufsverbände der Kinder- und Jugendpsychiater und der Kinder- und Jugendärzte schon 2002.

Multimodal – multi: viel; modal: die Art und Weise betreffend; multimodal: vielartig – heißt: Es gibt nicht nur einen Lösungsweg bei AD(H)S. Wie in Deutschland herrscht auf europäischer und auf internationaler Ebene weitgehende Übereinstimmung von Politik, Forschung und Ärzten, dass jedes „AD(H)S-Kind" eine individuelle Behandlung mit mehreren auf das jeweilige Krankheitsbild und die persönliche Lebenssituation abgestimmten Bausteinen benötigt.

Jedes Kind mit einer AD(H)S ist anders. In der Praxis heißt dies, dass es für eine so komplexe und weitreichende Störung wie AD(H)S einen Baukasten von erprobten Therapie-, aber auch Aufklärungs- und Erziehungsmaßnahmen gibt. Aus diesem Mix lassen sich auf jedes einzelne Kind abgestimmte Behandlungspläne erstellen.

→ Wie vielfältig der Weg zur richtigen Therapie sein kann, zeigt die Hierarchie des therapeutischen Vorgehens bei hyperkinetischen Störungen nach den Leitlinien der Deutschen Gesellschaft für Kinder- und Jugendpsychiatrie und -psychotherapie. Sie finden sie im Anhang.

Jede AD(H)S-Therapie muss demnach auf mehreren Säulen stehen. Im Idealfall sind die Maßnahmen und alle daran Beteiligten vernetzt und miteinander im Gespräch. Unsere „multimodalen Elterntipps" finden Sie auf Seite 40.

Baustein 1: Aufklärung (Psychoedukative Maßnahmen)

Das Informieren und Beraten der Eltern und Bezugspersonen, auch von Lehrern/Erziehern, über AD(H)S, die Auswirkungen und die Behandlung ist die Basis jeder Therapie. Ist das Kind alt genug, kann es natürlich an diesen Gesprächen beteiligt werden. Diese Maßnahme erfolgt immer; die folgenden Bausteine werden je nach Symptomatik und Problemfeldern im Umkreis des einzelnen Kindes angewandt.

Baustein 2: Elterntraining und Interventionen in der Familie

Der tägliche Umgang mit einem von AD(H)S betroffenen Kind überfordert viele Eltern. Es gibt eine Reihe von Kursen und Trainings, in denen man die in der Fachliteratur und von Ärzten und Therapeuten empfohlene „liebevolle, aber konsequente Erziehung" erlernen kann (s. Kapitel 2.3. Familie und Erziehung). In der Erziehungsberatung erfährt man, wie man zum Beispiel die Umgebung und den Alltag seines Kindes hilfreich strukturieren kann. Die Familientherapie kann helfen, Konflikte in der Familie zu entschärfen.

Baustein 3: Verhaltenstherapie

Verhaltenstherapeutische Maßnahmen können Kindern ab dem Schulalter und Jugendlichen helfen, weniger impulsiv zu handeln und sich besser zu organisieren. Sogenanntes Selbstmanagement kann Problemverhalten mindern, Selbstanleitung kann bei der Aufgabenlösung unterstützen. Auch Therapieformen, die das Zusammenspiel von

Eltern-Tipp: Buch führen

Eltern von „AD(H)S-Kindern" haben Organizer, Kladden und Ordner, die dicker als die eines Wirtschaftsmanagers sind. Manchmal sehen auch die Schulmitteilungshefte der Kinder selber so aus.

Welche Bausteine auch immer die Therapie ihres Kindes beinhaltet, eines ist sicher: Die Eltern bzw. die Sorgeberechtigten sind die Koordinatoren; bei ihnen laufen alle Fäden zusammen. Das kann eine große Bürde sein und am Anfang überwältigen. Da hilft Buchführen sehr! Erfahrungsgemäß kann man nämlich das Gespräch mit der Ergotherapeutin bei der anstehenden Lehrer-Eltern-Besprechung besser wiedergeben, wenn man es mitgeschrieben hat. Und lieber einen Abschlussbericht vom Arzt mehr abheften, als nachher fehlenden Unterlagen bei der Schulanmeldung hinterher telefonieren zu müssen. Viele Eltern haben so die ganze Lebens-/Leidensgeschichte ihres Kindes zwischen zwei Heftdeckeln verdichtet.

geistiger Leistung, Gefühlen, Sinnen und Bewegung verbessern wollen, wie Ergotherapie, Psychomotorik und Heilpädagogik, arbeiten oft mit verhaltenstherapeutischen Ansätzen.

Baustein 4: Behandlung der Begleiterscheinungen

Je nach Nebenerscheinungen der AD(H)S werden noch weitere Behandlungsbausteine hinzukommen. Bei Störungen der Körperkoordination und -wahrnehmung kann etwa Ergotherapie, bei sozialen Kompetenzdefiziten und aggressiven Verhaltensstörungen soziales Kompetenztraining verschrieben werden. Lese-Rechtschreib- und Rechenschwäche erfordern entsprechende Therapien und Intervention in der Schule. Bei Sprachentwicklungsverzögerungen ist eine Sprachtherapie angesagt. Geringem Selbstwertgefühl und/oder Problemen mit Gleichaltrigen sollte entgegengewirkt, Angststörungen oder Depressionen müssen behandelt werden.

Eventuell sind eine Betreuung in einem integrativen Kindergarten, einer Förderschule oder einer heilpädagogischen Tagesstätte hilfreich (s. Kapitel 2.2. Kindergarten und Schule).

Baustein 5: Selbsthilfegruppen

Selbsthilfegruppen sind inzwischen auch von Ärzten und Krankenkassen offiziell anerkannte Therapiebausteine für Eltern von betroffenen Kindern. Hier können Erfahrungen und Anregungen für praktische Hilfen ausgetauscht werden. Selbsthilfegruppen bieten oft Fachvorträge an und/oder laden Experten/Therapeuten in ihre Gruppe ein (s. Kapitel 2.5. Stressabbau und Selbsthilfe für Eltern).

Baustein 6: Medikamentöse Therapie

Medikamente können, müssen aber nicht zu einer AD(H)S-Therapie gehören. Mit Klein- und Vorschulkindern, aber auch mit den meisten älteren Kindern wird der Arzt gemeinsam mit den Eltern zunächst an einer stabilen Grundlage durch andere, nichtmedikamentöse Therapiebausteine arbeiten. Tritt nach einiger Therapiedauer keine Besserung oder gar eine Verschlechterung ein, oder entsteht eine krisenhafte Situation, sind manche Eltern dann doch mit der Entscheidung für oder gegen eine medikamentöse Therapie konfrontiert.

In den allermeisten Fällen treffen weder Ärzte noch Eltern diese Wahl leichtfertig.

Manche Kinder leiden aber sehr stark unter ihren AD(H)S-Symptomen. Oder die Situation in der Familie hat sich unhaltbar zugespitzt, vielleicht droht ein (erneuter) Schulwechsel. In vielen dieser Fälle kann eine wirkungsvolle Therapie erst mithilfe von Medikamenten überhaupt greifen. Dabei sollte ärztlichen Leitlinien zufolge die medikamentöse Therapie nicht alleine stehen, sondern von anderen der oben beschriebenen Maßnahmen begleitet werden.

Baustein 7: Klinikaufenthalt

Sind o. g. Maßnahmen nicht erfolgreich oder muss besonders schnell und wirksam eingegriffen werden, kann eine teilstationäre oder stationäre Therapie auch unter Einbeziehung der Eltern in einer kinder- und jugendpsychiatrischen Klinik Erfolg versprechend sein. Viele Eltern haben damit gute Erfahrungen gemacht (s. Kapitel 2.1. Diagnose und Therapie).

Sonstige Therapien

Neurofeedback

Beim Neurofeedback-Training sitzt der Patient vor einem Computermonitor und steuert ein Computerprogramm. Elektroden an seinem Kopf messen dabei die Hirnaktivität und melden diese – eingebunden in das Spiel – direkt an ihn zurück. So können Kinder gezielt lernen, sich besser zu konzentrieren und ihre „Gedankenkraft" wirkungsvoller einzusetzen. Eine aktuelle Studie an der Uni Erlangen-Nürnberg kommt Anfang 2009 zu positiven Ergebnissen; das Neurofeedback-Training habe die AD(H)S-Symptomatik bei den untersuchten Kindern um bis zu 30 Prozent reduziert. Auch an der Uni Köln läuft gerade eine größere Untersuchung. Neurofeedback ist bisher keine übliche Behandlung bei AD(H)S, das Angebot ist bislang rar und die gesetzlichen Krankenkassen übernehmen diese Leistung (noch) nicht. Vielleicht wird sich das jedoch in absehbarer Zeit ändern.

Diätetische Maßnahmen

Es gibt Hinweise, dass diätetische Maßnahmen (zum Beispiel das Weglassen bestimmter Nahrungsmittel bei Allergien; Omega-3-/Omega-6-Fettsäuren als Nahrungsergänzungsmittel) bei einigen Kindern Symptome von AD(H)S verringern können; repräsentative Studien zum stichhaltigen Beweis von deren Wirksamkeit stehen jedoch aus.

Achtung aber vor sogenannten AFA-Algen. Schon 2002 warnten mehrere Bundesinstitute vor dem Verzehr der als Nahrungsergänzungsmittel beworbenen Blaualgen-Produkte. Nicht nur sei deren Wirkung fraglich, sondern Blaualgen-Pulver bzw. -Tabletten könnten vor allem für Kinder gesundheitsschädlich oder gar giftig sein.

Eltern-Tipp: Im Zweifel gesund

Manchmal ist es schwer zu sondieren, welchen „Experten-Rat" besorgte Eltern neben dem mit dem (Fach-) Arzt festgelegten Therapieplan noch befolgen sollen. Unser Tipp: Legen Sie die gute Basis. Sorgen Sie dafür, dass Ihr Kind sich austoben kann und sich viel bewegt. Achten Sie auf ausreichenden Schlaf und wenig Fernsehen oder Computerzeit. Bieten Sie ihrem „Hypie" oder „Träumerli" eine ausgewogene Ernährung (so natürlich wie möglich, ohne zu viele Fettmacher wie Chips oder Süßigkeiten). Infos und Tipps dazu gibt es u.a. bei der Deutschen Gesellschaft für Ernährung unter www.dge.de. Von alledem profitieren auch gesunde Kinder, unseren kann es als gesunde Basis für jede Therapie nicht schaden!

Neuere Studien legen eine Verbindung von Neurodermitis und AD(H)S nah. Demnach haben Kinder und Jugendliche mit Neurodermitis ein um 50 Prozent höheres Risiko an AD(H)S zu erkranken als ihre gesunden Altersgenossen. Ob die durch die Hauterkrankung verursachten Schlafstörungen möglicherweise die psychische Entwicklung beeinträchtigen und der Juckreiz Konzentrationsstörungen verursacht, soll weiter untersucht werden.

Eine viel beachtete Studie der englischen Universität Southampton kam 2007 zu dem Schluss, dass künstliche Farbstoffe und Konservierungsmittel im Essen bei Kindern zu Hyperaktivität und Unaufmerksamkeit führen können. Das Europäische Parlament hat daraufhin beschlossen, dass Lebensmittel mit einigen dieser Stoffe künftig einen entsprechenden Warnhinweis tragen müssen. Dass zu viel Zuckerkonsum zu vermehrter Hyperaktivität führen kann, ist nie ausreichend bewiesen worden; Eltern berichten aber immer wieder von entsprechenden Erfahrungen. In den USA behauptet ein Harvard-Professor sogar, Schlafmangel könnte eine AD(H)S verursachen.

Alternative Therapieansätze

Auch wenn wir Eltern mit anderen Erfahrungen kennen: Die Leitlinien der Deutschen Gesellschaft für Kinder- und Jugendpsychiatrie und -psychotherapie weisen daraufhin, dass die Wirksamkeit von homöopathischen Arzneimitteln oder von Entspannungsverfahren (inkl. autogenem Training) bei AD(H)S nicht belegt sei. Ebenso steht die Wirksamkeit etwa der tiefenpsychologisch orientierten Therapien zur alleinigen Behandlung der AD(H)S-Symptomatik im Zweifel. Mototherapie, Krankengymnastik, Psychomotorik und Ergotherapie seien nicht zur alleinigen Behandlung geeignet, aber im Rahmen eines generellen Therapieplanes sinnvoll (s. Baustein 4).

Eltern-Tipp: Vorsicht vor leeren Versprechungen

Die größte Gefahr, die von sogenannten alternativen Heilmethoden ausgehen kann, ist, dass sie aufgrund eines Alleinwirksamkeitsanspruches einer erwiesenermaßen Erfolg versprechenden Therapie im Wege stehen. Vielleicht erweisen sie sich aber als Begleitung und Unterstützung eines wirksamen Therapieplanes durchaus als positiv – oder sie gehören zu Ihrem Leben dazu und geben einer mit einem Facharzt abgesprochenen Behandlung einen wichtigen Rahmen. Also: Seien Sie grundsätzlich auf der Hut vor leeren Heilversprechungen und einfachen Lösungsansätzen. Hüten Sie sich vor Methoden, die Ihnen offensichtlich nur Geld aus der Tasche ziehen sollen. Und gehen Sie auf Nummer sicher: Besprechen Sie Ihre Pläne mit dem behandelnden Arzt Ihres Kindes und überlegen Sie mit ihm oder ihr, was den Therapieplan sinnvoll ergänzen kann.

Aber ansonsten: Probieren Sie aus, was Ihrem Kind gut tut, solange es nicht schadet. Eine groß angelegte Studie in den USA zum Beispiel will die Wirkung von Meditation auf AD(H)S und andere Lernstörungen untersuchen.

Was wirkt nachweislich bei AD(H)S?

Die bisher umfassendste klinische Untersuchung zur Behandlung von AD(H)S ist die US-amerikanische MTA Studie (*Multimodal Treatment Study of Children with Attention Hyperactivity Disorder*). Sie wurde vom *National Institute of Mental Health* angestoßen. Inzwischen läuft eine ähnliche Studie für Vorschulkinder („PATS").

Fast 600 Schulkinder mit der Diagnose ADHS wurden für die MTA-Studie zufällig in vier verschiedene Behandlungsgruppen eingeteilt und ihr Werdegang seit 1999 verfolgt. In Abständen von mehreren Jahren werden die Kinder erneut untersucht und die neuesten Ergebnisse veröffentlicht. Die erste Gruppe erhielt eine medikamentöse Therapie mit eingehender Beratung, die zweite eine ihre Eltern und die Schule einschließende Verhaltenstherapie, eine dritte Gruppe erhielt eine Kombination von medikamentöser und Verhaltenstherapie. Die vierte Gruppe wurde nach Aufklärung über die diagnostischen Befunde und einer Empfehlung, sich behandeln zu lassen, in eine Standardbehandlung außerhalb der untersuchenden Klinik entlassen. 67 Prozent der Patienten dieser Gruppe wurden medikamentös behandelt.

Das bisherige Ergebnis: Zeigten die Kindergruppen mit der rein medikamentösen Therapie und die mit der Kombinationsbehandlung von Medikamenten und umfassender Verhaltenstherapie nach 14 Monaten deutlich bessere Ergebnisse als die anderen Gruppen, so ist das Bild nach drei und nach acht Jahren nicht mehr so eindeutig. Auch in den Kindergruppen, die ursprünglich nur verhaltenstherapeutisch behandelt bzw. nach einer einmaligen Beratung eine Routinebehandlung ohne intensive Begleitung erhalten haben, zeigen sich gute Verläufe. Kindern wiederum, die ihre Medikamente inzwischen abgesetzt hatten, ging es nach acht Jahren generell ebenso gut wie Kindern, deren Therapie noch Medikation beinhaltete.

Wichtig ist: Über alle vier Gruppen hinweg lässt sich – auch noch nach acht Jahren, wie eine weitere Auswertung 2009 ergab –

eine erhebliche Verbesserung der ADHS-Symptomatik und der Begleitstörungen erkennen.

Was bedeutet das für die Praxis? Prof. Dr. Manfred Döpfner von der Klinik und Poliklinik für Psychiatrie und Psychotherapie des Kindes- und Jugendalters der Uni Köln gehört zu den führenden Köpfen in der Forschung und Behandlung von AD(H)S in Deutschland. Er leitet in Köln eine ähnlich angelegte, wenn auch kleinere Studie, die „Kölner Adaptive Multimodale Therapiestudie". Döpfners Einschätzung zufolge legen die MTA-Ergebnisse nah, dass ursprüngliche Annahmen, Medikation sei letztendlich das alleinige Mittel der Wahl, deutlich zurückgenommen werden müssten. Döpfner weiter:

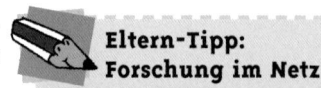

Eltern-Tipp:
Forschung im Netz

Wenn Sie über die AD(H)S-Forschung, etwa über Ergebnisse der MTA-Langzeitstudie in den USA, auf dem neuesten Stand bleiben wollen, dann abonnieren Sie doch zum Beispiel den Newsletter der beteiligten US-amerikanischen Behörde unter: www.nimh.nih.gov

Oder Sie schauen ab und zu unter www.zentrales-adhs-netz.de, wo es regelmäßig Updates und Einschätzungen neuerer Forschungsergebnisse zu AD(H)S gibt.

„Es gibt auch jenseits der medikamentösen Therapie sehr günstige Verläufe und eine kontinuierliche über viele Jahre hinweg andauernde medikamentöse Therapie ist längst nicht in jedem Fall indiziert. Die in den deutschen Behandlungsleitlinien ausgesprochenen Empfehlungen einer schrittweisen Behandlungsstrategie, bei der Beratung und Psychoedukation sowie Verhaltenstherapie eine wichtige Rolle neben der medikamentösen Therapie haben und die Empfehlung von jährlichen Auslassversuchen ist damit voll bestätigt."

➔ Döpfners Aufsatz („Was bringt die medikamentöse Langzeittherapie wirklich? Neue Erkenntnisse aus der MTA-Studie", August 2007) finden Sie in Gänze unter: www.zentrales-adhs-netz.de (für Fachleute/Aktuelles).

Ritalin, Medikinet & Co.

In Deutschland sind Methylphenidat und Atomoxetin zur Behandlung von Schulkindern und Jugendlichen zugelassen, wobei Methylphenidat, dessen Wirkung sehr gut erforscht ist, meist das Mittel der Wahl ist. Es ist in Tablettenform unter Handelsnamen wie Ritalin oder Medikinet mit Rezept erhältlich. Methylphenidat gehört zu den Psychostimulanzien (stimulieren = anregen). Bei Kindern, die unter einer AD(H)S leiden, verbessert der Wirkstoff nachweislich den Dopamin-Stoffwechsel im Gehirn, sodass die Betroffenen sich besser konzentrieren und selbst steuern können. Die Kinder werden also weder „ruhig gestellt" noch „gedopt", wie es oft unsachlich heißt.

Die Verschreibung von Medikamenten erfordert eine sorgfältige Diagnose und gründliche körperliche Erst-, später jährliche Untersuchungen, weil sie in bestimmten Fällen, zum Beispiel bei Herzerkrankungen, gar nicht gegeben werden dürfen bzw. in manchen Fällen das Längenwachstum verlangsamen können.

A und O einer guten Pharmakotherapie ist die richtige Dosis. Ein guter Arzt (und nur Ärzte dürfen Medikamente verschreiben!) wird mithilfe von Gesprächen und Fragebögen für Eltern und Lehrer ein Kind oder einen Jugendlichen mit von Woche zu Woche minimal steigenden Dosen „einstellen" bis die optimale Dosierung erreicht ist. Diese muss dann regelmäßig überprüft werden.

Bei etwa 85 Prozent der behandelten Kinder ist das Medikament erfolgreich und führt zu einer deutlichen Linderung der Symptome. Eine Dosis wirkt allerdings nur wenige Stunden. Dies hat den Nachteil, dass viele Kinder mehrere Tablettengaben über den Tag verteilt nehmen müssen. Seit einiger Zeit gibt es sogenannte Retard-Produkte, die den Wirkstoff verlangsamt abgeben und nur eine bis zwei Gaben pro Tag erfordern. Der Vorteil der generell kurzen Wirkdauer: Man kann die Tabletten, wenn angezeigt, gezielt und flexibel einsetzen, also etwa bei Schulproblemen nur für die Dauer des Unterrichts geben und am Wochenende oder in den Ferien damit aussetzen. Für andere Kinder kann es sinnvoll sein, das Medikament „durchzudosieren". Jedes Kind hat auch hier einen anderen Behandlungsplan.

Nebenwirkungen, Langzeitwirkungen?

Die meisten Kinder vertragen Methylphenidat gut. Appetitlosigkeit und Schlafprobleme sind die häufigsten, für ein Psychopharmakon eher milden Nebenwirkungen. Die ersten Langzeitstudien zeigen zwar - außer einer möglichen Wachstumsminderung in einigen Fällen - bisher keine negativen Langzeitwirkungen. Dennoch ist eine relativ vorsichtige Verschreibungspraxis in Deutschland gängig („Medikation nicht in allen Fällen und nur so viel wie nötig"), nicht zuletzt, weil eventuelle Langzeitwirkungen auf das Gehirn bis ins hohe Alter noch unerforscht sind.

Methylphenidat als Medikament gibt es in den USA bereits seit den 1960er Jahren. Seine Wirkung ist in tausenden von Studien erforscht worden. Inzwischen konnten die meisten Sorgen bezüglich unerwünschter Wirkungen wissenschaftlich widerlegt werden. Studien in Deutschland (2007) und den USA (2008/2009) konnten beispielsweise zeigen, dass die Einnahme von Methylphenidat bei den damit behandelten Kindern nicht zu einer Schädigung des Erbgutes führt.

Machen AD(H)S-Medikamente abhängig?

Methylphenidat, chemisch mit der Amphetamin-Droge „Speed" verwandt, fällt in Deutschland unter das Betäubungsmittelgesetz und darf nur streng reguliert verarbeitet und verschrieben werden. Dennoch: Was für Gesunde zur gefährlichen Abhängigkeit führen kann, bedeutet für AD(H)S-Kranke bei sachgerechter Einnahme eher Schutz vor Sucht. US-Mediziner verglichen jüngst in einer 2008 veröffentlichten Studie 100 Jungen, die bis zu zehn Jahre AD(H)S-Medikamente erhalten hatten, mit gesunden Altersgenossen. Das Ergebnis: Nicht die Stimulanzien, sondern die Situation in der Familie bestimmte, ob für die Jugendlichen ein erhöhtes Suchtrisiko bestand.

Für Mädchen zeigte sich in einer abgeleiteten Studie sogar, dass das Risiko, Zigaretten, Alkohol und Drogen zu missbrauchen, um die Hälfte sank, wenn diese für ihre AD(H)S Medikamente bekamen. Wieder andere Studien legen nahe, dass unbehandelte Erwachsene als eine Art Selbstmedikation eher dazu neigen zu rauchen, Alkohol zu trinken und Drogen zu konsumieren. Betroffenenberichte in Internetforen und in Selbsthilfegruppen bestätigen dies.

Ideologische Diskussion um Medikamente

In unserer Selbsthilfegruppe gibt es eine unausgesprochene Regel: Welche Behandlung Eltern auch immer für ihr „AD(H)S-Kind" befürworten, die Entscheidung wird respektiert. Schließlich steht diese meist am Ende eines längeren (Leidens-)Weges, den die Betroffenen mit der Krankheit und ihren Auswirkungen auf das Kind und seine Familie gegangen sind. Ideologie hat in einer Gruppe, die in erster Linie für gegenseitige Unterstützung und Information da ist, schon gar nichts zu suchen.

Leider gibt es im weiteren Umfeld von Betroffenen und ihren Eltern diese Toleranz nicht, schon gar nicht, wenn es um das aufgeladene Thema Medikamente geht. Immer wieder erleben Eltern, dass Familie, Freunde oder Lehrer die mit dem Arzt ihres Kindes getroffene Entscheidung für eine medikamentöse Behandlung schnell verurteilen – meist aus Unwissenheit oder aus ideologischen Gründen.

Es ist aber ein großer Unterschied, ob man Kopfschmerztabletten ablehnt und dafür Lavendeltropfen nimmt, oder ob man einem Kind, das vielleicht von seelischer Behinderung bedroht ist, das Recht auf ein Medikament abspricht, das ihm den Zugang zu schulischer und sozialer Kompetenz erst ermöglicht. Nicht wenige schwer betroffene Kinder leiden wegen des ständigen Frusts und der Ablehnung durch andere unter massiven Selbstzweifeln oder haben gar Selbsttötungsgedanken. Einige Ärzte und AD(H)S-Experten vertreten sogar offen die Meinung, es grenze an „unterlassene Hilfeleistung und Kindeswohlgefährdung" (C. Neuhaus), wenn man schwer an AD(H)S erkrankten Kindern Medikamente verweigerte.

Angeheizt werden Vorurteile noch durch eine in den Medien hoch emotional geführte Diskussion um die medikamentöse Behandlung. Irreführende und despektierliche Überschriften wie „Pillen für den Zappelphilipp" (Frankfurter Rundschau), „Hyperaktive Kinder im Pillenrausch" (Spiegel) oder „Liebsein auf Rezept" (Deutschlandfunk) finden sich leider auch in seriösen Medien. Eltern, die Medikamente geben, macht man den Vorwurf, sie wollten ihre Kinder „dopen", also auf Leistung trimmen, oder „brav machen", also ruhig stellen. Dabei gerät bei all dem Für und Wider in Vergessenheit, dass es hier um das Leben von Menschen geht und in erster Linie der Therapieerfolg wichtig ist.

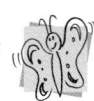

Elternstimmen: Vom Umgang mit Medikamenten

„Als wir uns in einer eskalierenden Schulsituation nach sechs Jahren Therapie für Medikamente entschieden, haben wir das niemandem erzählt. Es gibt zu viele vorgefasste Meinungen. Schon nach der Diagnose mussten wir uns mehrfach anhören, unser Kind wolle uns etwas SAGEN mit seinem Verhalten, es sei nicht richtig krank, WIR müssten uns ändern. Andererseits haben alle gesagt: Das wird schon, seid nicht so angespannt, ihr müsst ihm nur Zeit lassen. Nie wurde man ernst genommen. Und jetzt die Pillen! Dabei haben wir uns sehr, sehr schwer damit getan, und den Entschluss lange reifen lassen, nach viel Expertenrat. Trotzdem: Noch heute verstecke ich die Packung, und jeden Morgen, wenn ich die Tablette aus der Folie drücke, denke ich wieder: Rabenmutter!"

Mutter eines Sohnes mit ADHS, inzwischen elf Jahre

„Ich gehe ganz offensiv damit um – die Packung mit den Tabletten liegt bei uns auf dem Kühlschrank, damit ich morgens nicht vergesse, meiner Tochter ihr Medikament zu geben. Außerdem wissen eigentlich alle meine Freunde und Bekannten um ihr Problem und die damit verbundene Medikamenteneinnahme. Wenn allerdings doch einmal etwas Negatives kommt, antworte ich einfach: Bei Fehlsichtigkeit bekommt man ja auch eine Brille, warum soll meine Tochter mit ihrer ADHS kein Mittel nehmen, das ihrem Gehirn hilft, Außenreize besser zu verarbeiten?"

Mutter einer Tochter mit ADHS, acht Jahre

Tatsächlich haben die Verschreibungen von Methylphenidat in den vergangenen fünfzehn Jahren auch in Deutschland enorm zugenommen. Experten sehen dies relativ gelassen: Betrachtet man in diesem Zusammenhang nämlich die Zahl der AD(H)S-Diagnosen, so bedeutet dies immer noch eine Unterversorgung. Mit Sorge schauen Fachleute eher darauf, dass Medikamente zu häufig alleine, ohne weitere unterstützende psychologische Therapien, wie Verhaltenstherapien, verschrieben werden.

Fazit: Ideologische Diskussionen helfen wenig, lassen Sie sich nicht beirren. Sie kennen Ihr Kind am besten, haben vielleicht schon andere Therapien mit geringem Erfolg versucht oder eine geänderte Situation erfordert neue Maßnahmen. Wenn Sie noch Zweifel an Ihrer Entscheidung haben, dann holen Sie sich eine zweite ärztliche Meinung.

Zehn Vorurteile über AD(H)S
(Und wie Sie ihnen begegnen können)

Vorurteil: AD(H)S ist keine behandlungsbedürftige Erkrankung.

Falsch: Seriöse Wissenschaftler und Ärzte in aller Welt sind sich einig, dass Kinder mit dem AD(H)S-spezifischen Störungsbild gehandicapt sind und – je nach Schweregrad und Ausprägung – entsprechend behandelt werden müssen. Eine unbehandelte AD(H)S kann zur erheblichen Beeinträchtigung aller Lebensbereiche führen.

Vorurteil: AD(H)S ist eine Modediagnose und hat es früher nicht gegeben.

Richtig ist: Schon Hippokrates hat 493 v. Chr. gegen Überreaktion und rasende Gedanken Diät und körperliche Bewegung empfohlen. Das klinische Störungsbild wird seit über hundertfünfzig Jahren beschrieben. Schon seit Anfang der 1980er ist die Diagnose international verbreitet; es gibt Leitlinien, nach denen Ärzte und Psychologen AD(H)S diagnostizieren und behandeln.

Tatsache ist, dass viele Kinder, die an einer AD(H)S leiden, nicht oder nicht früh genug diagnostiziert werden und nicht die nötige Hilfe bekommen. Sicherlich gibt es auch Kinder, die fälschlicherweise mit einer AD(H)S diagnostiziert werden. Dies ist aber auch bei anderen (psychischen) Erkrankungen kein unbekanntes Phänomen.

Vorurteil: AD(H)S ist eine Reaktion der Kinder auf unsere Medien- und Leistungsgesellschaft.

Falsch: AD(H)S hat es unter anderen Namen schon immer gegeben (s. oben); sie wird auch nicht durch Medienkonsum o. Ä. ausgelöst. Richtig ist, dass Kinder in der heutigen (Leistungs-)Gesellschaft mit ihrer Reizflut und relativ offenen Struktur weniger Halt haben, eher auffallen, und weniger Nischen für diese Kinder vorhanden sind.

Vorurteil: Tim (Lea, Jessica, Marcel ...) ist böse, benimmt sich daneben und braucht einfach mehr Disziplin/weniger Fernsehen/weniger Süßigkeiten ...

Falsch: AD(H)S ist wahrscheinlich angeboren und wird weder durch Erziehungsfehler noch durch zu viel Fernseh- oder Zuckerkonsum ausgelöst.

Vorurteil: Laura (Simon, Alex ...) ist zu faul oder zu dumm und deshalb in der Schule schlecht. (Variante: AD(H)S ist eine Ausrede, die Eltern als Entschuldigung für ihre schlecht erzogenen/faulen Kinder benutzen.)

„AD(H)S-Kinder" bekommen von Eltern und Lehrern oft zu hören: Du kannst doch, wenn Du willst. Richtig ist aber, dass Kinder mit einer AD(H)S zwar wollen, aber oft nicht oder nur kurzzeitig können: still sitzen, Lernstoff aufnehmen, Ausdauer beweisen etc. Diese Merkmale, die andere die Wände hochtreiben können, sind Teil ihrer Störung. SIE KÖNNEN NICHTS DAFÜR!

Vorurteil: Nur Kinder haben eine AD(H)S.

Nein. Auch Erwachsenen können eine AD(H)S haben bzw. AD(H)S-Symptome dauern bei vielen Kindern und Jugendlichen bis ins Erwachsenenalter fort. Oft verlagert sich die

Symptomatik: Hyperaktivität nach außen nimmt ab, dafür nehmen sekundäre Erscheinungen wie Ängste und Depressionen zu.

Vorurteil: Von AD(H)S-Medikamenten wird man abhängig.

Im Gegenteil: Mehrere Studien legen nahe, dass Kinder mit unbehandelter AD(H)S später eher dazu neigen, zu rauchen, Alkohol und Drogen zu missbrauchen. Medikation als sinnvoller Baustein einer AD(H)S-Therapie kann also dazu beitragen, vor einer späteren Sucht zu schützen.

Vorurteil: AD(H)S-Medikamente sind Beruhigungsmittel, mit denen lebhafte Kinder „brav" gemacht werden.

Tatsache ist: Der Wirkstoff Methylphenidat gehört zu den Stimulanzien, d.h. er wirkt anregend, nicht beruhigend. Menschen mit AD(H)S können davon profitieren, weil das Ungleichgewicht an wichtigen Botenstoffen im Gehirn damit ausgeglichen wird und die „Chemie" wieder stimmt. Viele können dann besser fokussieren, die Aufmerksamkeit ist verbessert, und sie können gezielt Informationen aufnehmen.

Es gibt immer wieder Eltern, die in Foren berichten, ihre Kinder wirkten nach der Gabe von Methylphenidat wie „Zombies". Tatsächlich ist die richtige Dosis von großer Bedeutung und sollte von einem Facharzt, der darauf spezialisiert ist, genau auf das individuelle Kind eingestellt werden.

Vorurteil: Die Pharmaindustrie hat AD(H)S erfunden, um Medikamente dagegen verkaufen zu können.

Eine beliebte Verschwörungstheorie, tatsächlich hat es dazu in den USA schon mehrere (erfolglose) Klagen gegen Pharmakonzerne gegeben. Genauso gut könnte man sagen, die Pflanzenfett-Industrie hat das „schlechte" Cholesterin erfunden, um ihre Produkte zu vermarkten. Studien zu AD(H)S werden tatsächlich auch von der Pharmaindustrie finanziert und vorangetrieben, darunter von Unternehmen, die AD(H)S-Medikamente vermarkten. Eine kritische Begleitung der Ergebnisse und ein Hinzuziehen von unabhängigen Untersuchungen staatlicher Stellen oder anerkannten Forschungseinrichtungen (Unis etc.) sind sicher sinnvoll. Aber: Auch wenn es sicherlich suspekte Marketingmethoden von Pharmakonzernen gibt, so darf dies nicht dazu führen, dass ein nachweislich wirkungsvoller Baustein in der Therapie von chronisch kranken Kindern und Jugendlichen per se verteufelt wird.

Vorurteil: Selbsthilfegruppen sind Handlanger der Pharmaindustrie und verbreiten unkritisch positive Meldungen über AD(H)S-Medikamente.

Tatsächlich empfangen viele Selbsthilfegruppen unter anderem Spenden oder Fördergelder von Medikamentenherstellern. Diese Gruppen arbeiten zum großen Teil ehrenamtlich und können Ausgaben wie Druck und Vertrieb von Publikationen, Mieten für Veranstaltungsorte etc. nur mithilfe von Spenden finanzieren. Dies heißt aber nicht, dass sie sich beeinflussen lassen. Trotzdem: Transparenz über den Ursprung von Finanzmitteln, zum Beispiel dargestellt im Geschäfts- oder Tätigkeitsbericht und/oder auf der Internetseite, ist wichtig und schafft Vertrauen in die Unabhängigkeit von Selbsthilfegruppen.

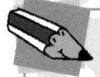

Unsere multimodalen Eltern-Tipps

Im multimodalen Ansatz liegen auch schon die Anstöße für das, was Eltern tun können, um die Behandlung ihres Kindes optimal zu unterstützen.

1. Werden Sie ein AD(H)S-Experte!

Lesen Sie, wenn Sie können, einige Bücher und Internetseiten zum Thema AD(H)S (s. Kapitel 3.2. Literatur und 3.3. Internetadressen). Besuchen Sie Vorträge oder Seminare zum Thema. Machen Sie sich auch über die Besonderheiten Ihres Kindes schlau (zum Beispiel bei Sprachbeeinträchtigungen, Lese-Rechtschreib-Schwäche etc.). Stellen Sie viele (freundlich vorgebrachte) Fragen: bei Ärzten, Therapeuten und Erziehern/Lehrern Ihres Kindes.

2. Werden Sie ein Erziehungs-Profi!

Gehen Sie zur Erziehungsberatung und/oder besuchen Sie einen Elternkurs! Durchforsten Sie Ihr Alltagsleben sowie Ihre Wohnung/Ihr Haus nach Chaosquellen. Unklare Anweisungen an Ihr Kind können ebenso wie unübersichtliche Kinderzimmer zur AD(H)S-Problematik im Alltag beitragen. Sollte Sie dies überfordern, dann holen Sie sich Hilfe (s. Kapitel 2.3. Familie und Erziehung).

3. Werden Sie ein Kommunikations-Manager!

Denken Sie daran: Sie sind der Teamchef und haben alle (Therapie-)Maßnahmen im Blick. Bleiben Sie im Dialog mit allen Beteiligten. Fragen Sie die Ärzte/Therapeuten Ihres Kindes regelmäßig, ob der Behandlungsplan Ihres Kindes noch verbessert werden kann. Führen Sie regelmäßige Elterngespräche mit Schule/KiTa/Ganztagseinrichtung. Bringen Sie die Beteiligten, wenn hilfreich, zusammen an einen Tisch bzw. unterstützen sie deren Dialog untereinander.

4. Denken Sie unbedingt auch an sich!

Tun Sie etwas für <u>Ihren</u> emotionalen Rückhalt. Besuchen Sie zum Beispiel eine Selbsthilfegruppe: Geteiltes Leid ist halbes Leid. Und die Tipps, die Sie hier erhalten, tragen überdies zu Ihrem AD(H)S-Expertentum bei (s. Punkt 1).

Vergessen Sie nicht, Ihre eigenen Kraft-Reservoirs aufzufüllen. Ob Joggen, Saunen, Tanzen, Yoga oder Spazierengehen: Tanken Sie regelmäßig auf. Verbringen Sie Zeit (alleine) mit Ihrem Partner und mit Freunden. Geben Sie Ihr Kind/Ihre Kinder auch mal ab: an die Oma oder an eine gute Freundin/einen guten Freund. Vielleicht ist eine Mutter/Vater-Kind-Kur das richtige für Sie (s. Kapitel 2.5. Stressabbau und Selbsthilfe für Eltern).

5. Hören Sie auf Expertenrat und befolgen Sie ihn. Wenden Sie aber ruhig zusätzlich das an, was nicht schadet – und Ihnen und Ihrem Kind gut tut.

Kapitel 2
AD(H)S-Führer:
Wer hilft in Köln?

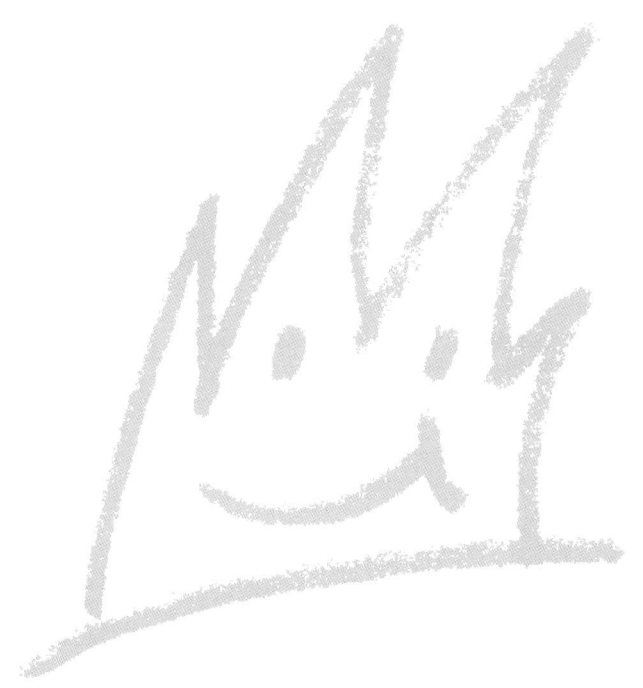

2.1. Diagnose und Therapie

Vielleicht ist Ihnen dieses Buch zufällig in die Hände gefallen – und Sie ahnen erst, dass Ihr Kind sich „anders" entwickelt als seine Altersgenossen. Oder Sie haben bereits Hilfe gesucht und dieser Führer ist Ihnen anschließend überreicht worden. Ob Sie nun ganz frisch mit einer Diagnose ringen und/oder sich schon länger ohne Hilfe mit den Problemen Ihres Kindes herumschlagen, Ihnen geht es wahrscheinlich so, wie es allen von uns ging: gefühlsmäßig überwältigt, und vor allem unter einem riesigen Druck, nun das Richtige zu tun, nur keine falsche Entscheidung zu treffen.

 Eltern-Tipp: Mitdenken! Nicht aufgeben!

„Manchmal dauert es lange, bis jemand hilft. Oft ist derjenige selbst betroffen, und im Gespräch ergibt sich eine neue Möglichkeit, die man Ärzten und/oder Psychologen mitteilen kann. Dann heißt es: Ja, das könnte man machen ..."

Mutter eines elfjährigen Mädchens mit Wahrnehmungsstörungen

Karrieren" (Zitat einer Mutter eines 20-Jährigen). Dennoch: Auch jetzt noch kommen Eltern neu zu uns in die Gruppe, die sich den Begriff AD(H)S erst mühsam – und auf eigene Faust – aus dem Internet zusammenrecherchieren mussten.

Kompetenznetzwerk ADHS Köln

Im Kompetenznetzwerk ADHS Köln sind Fachleute verschiedener Berufe (Ärzte Psychotherapeuten, Ergotherapeuten, Lehrer, Erzieher, Sozialarbeiter, Selbsthilfegruppen-Leiter etc.) zusammengeschlossen, die in Köln und Umgebung Kinder und Jugendliche mit AD(H)S sowie deren Familien beraten und behandeln. Die Mitglieder treffen sich regelmäßig zum fachlichen Austausch und zur gemeinsamen Weiterbildung und kooperieren miteinander. Ziel ist die verbesserte Versorgung von Patienten und Klienten mit der Diagnose AD(H)S.

→ Infos und Anlaufstellen unter www.adhsnetz-koeln.de

Leider sind noch immer viel zu viele Eltern viel zu lange allein auf dem Weg zur richtigen Behandlung bei einer Aufmerksamkeitsdefizit-/Hyperaktivitätsstörung (AD(H)S) unterwegs. Und viel zu oft ist die erste Strecke zunächst ein Irrweg. Zwar hat sich in den vergangenen zehn Jahren eine Menge getan. In Selbsthilfegruppen ist ein richtiger „Generationenunterschied" spürbar, wenn sich Eltern von heute 20-Jährigen und heute Zehnjährigen austauschen über ihre „ADHS-

Köln gut aufgestellt

Dabei ist die Domstadt in Sachen AD(H)S im bundesweiten Vergleich ganz gut aufgestellt. Köln ist für AD(H)S ein wichtiger Forschungsstandort, sogar mit Wissenschaftlern von internationalem Renommee. Es gibt ein aktives Kompetenznetzwerk von Fachleuten, die die Versorgung in der Stadt für Kinder mit einer AD(H)S verbessern wollen. Das Angebot ist also da: Man muss nur wissen, wo Hilfe erhältlich ist. Was man aber auch bedenken muss: Viele Angebote für Diagnose und Therapie können mit Wartezeiten von sechs Wochen bis zu neun Monaten verbunden sein – sogar in einer Großstadt wie Köln.

Kinder- und Jugendärzte

Besorgte Eltern werden sich meist zuerst an den Kinder- und Jugendarzt wenden. Schildern Sie ihm oder ihr Ihre Beobachtungen, vielleicht hat Ihr Kind ja bereits bei einer der Routineuntersuchungen (gelbes Heft) auffällige Ergebnisse gehabt.

Einige Kinder- und Jugendärzte haben sich zum Thema AD(H)S weitergebildet und qualifiziert. Die meisten werden bei Diagnostik und Therapie aber mit einem Kinder- und Jugendpsychiater, einem Kinder- und Jugendlichen-Psychotherapeuten oder einem spezialisierten Zentrum zusammenarbeiten.

Einige spezialisierte Kinderärzte in Köln finden Sie in der Mitgliederliste (Ärzte) im Service-Bereich des ADHS-Kompetenznetzwerk Köln auf der Seite www.adhsnetz-koeln.de und in Kapitel 3.1. Anlaufstellen in Köln von A bis Z unter dem Stichwort „Kinderärzte".

**Eltern-Tipp:
Bei Fachleuten am besten aufgehoben**

Diagnose und Therapie von AD(H)S gehören in die Hände von Fachleuten. Ihr Kind hat ein Recht auf die bestmögliche Behandlung. Fragen Sie nach, ob der Behandelnde entsprechend aus- oder fortgebildet ist. Gibt es Leitlinien, nach denen er oder sie diagnostiziert und behandelt? Wie lange hat die Praxis/Klinik schon Erfahrung mit AD(H)S-Patienten? Idealerweise haben Sie sich vorher schon mit anderen Eltern in einer Selbsthilfegruppe ausgetauscht.

Kinder- und Jugendpsychiater

Niedergelassene Fachärzte für Kinder- und Jugendpsychiatrie und -psychotherapie behandeln in ihren Praxen Kinder, Jugendliche und junge Erwachsene von 0-20 Jahren mit seelischen Erkrankungen, Entwicklungsstörungen, Lernstörungen und Verhaltensauffälligkeiten. Bei Verdacht auf eine AD(H)S erhält das Kind eine umfassende Diagnostik nach festgelegten Leitlinien. Eltern (und, wenn möglich, Kinder) werden anschließend in einem ausführlichen „Auswertungsgespräch" beraten. Die Kosten für Diagnostik und Behandlung übernehmen die Krankenkassen.

Je nach Therapie findet diese dann in der Praxis oder in Kooperation mit externen Hilfsangeboten statt. Bei Bedarf werden auch Erzieher und Lehrer von den Therapeuten beraten. Viele Praxen für Kinder- und Jugendpsychiatrie und -psychotherapie sind gut vernetzt, auch untereinander, sodass evtl. bei Bedarf Ausweichtherapieangebote in einer anderen Praxis wahrgenommen werden können.

Kinder- und Jugendpsychiater dürfen, wie andere Ärzte auch, bei Bedarf Medikamente verschreiben, sodass sie aufgrund ihrer Qualifikation und der Leitlinien, nach denen sie arbeiten (s. Kapitel 1.2. Wie wird AD(H)S diagnostiziert? und Kapitel 3.2. Literatur/ Behandlungs-Leitlinien), Kinder schonend und kompetent auf die richtige Dosierung einstellen können sollten (s. Kapitel 1.3. Wie wird AD(H)S behandelt?).

Auch Fachärzte für Kinder- und Jugendpsychiatrie und -psychotherapie können Zusatzangebote (Elterngruppen, Kindergruppen u. v. m.) oder besondere Schwerpunkte haben, sodass sich hier eine Nachfrage lohnt. Idealerweise haben Sie sich vorher schon mit anderen Eltern in einer Selbsthilfegruppe ausgetauscht.

Eltern-Tipp: Wenn man gegen Mauern rennt ...

Leider passiert es einigen wenigen Eltern immer noch, dass ihr Kinder- und Jugendarzt den Ernst der Lage nicht nachvollzieht. Wenn bei Ihnen beruhigende Aussagen wie „Das wächst sich aus" oder „Das ist eine vorübergehende Phase" Alarmglocken auslösen, dann bitten Sie offen um die Überweisung zu einem kompetenten Facharzt oder -Zentrum zur weiteren Abklärung der Probleme. Wenn alles nicht hilft: Vernetzung ist zwar sinnvoll und erwünscht, Sie können aber auch von selbst einen Facharzt aufsuchen.

Eine Liste aller niedergelassenen Fachärzte für Kinder- und Jugendpsychiatrie und -psychotherapie in Köln finden Sie in Kapitel 3.1. Anlaufstellen in Köln von A bis Z unter dem Stichwort „Kinder- und Jugendpsychiater und -psychotherapeuten".

Kinder- und Jugendlichen-Psychotherapeuten

Nicht nur Ärzte, sondern auch psychologisch, pädagogisch oder sozialpädagogisch ausgebildete Kinder- und Jugendlichen-Psychotherapeuten bieten Diagnose und Behandlung bei Verdacht auf AD(H)S an. Oft arbeiten sie mit Kinder- und Jugendpsychiatern und Kinder- und Jugendärzten zusammen. Sie kommen zum Beispiel bei den bei AD(H)S nachweislich wirksamen verhaltenstherapeutischen Maßnahmen ins Spiel (s. Kapitel 1.3. Wie wird AD(H)S behandelt?). Der Therapeut erarbeitet mit dem Kind eine bessere Handlungssteuerung, ein stärkeres Selbstbewusstsein und wirkt Ängsten und einer Depression entgegen. Bei den meisten Therapeuten kann über die Krankenkasse abgerechnet werden.

Einige auf AD(H)S spezialisierte Kinder- und Jugendlichen-Psychotherapeuten in Köln finden Sie in Kapitel 3.1. Anlaufstellen in Köln von A bis Z unter dem Stichwort „Kinder- und Jugendlichen-Psychotherapeuten". Weitere Angebote gibt es in der Mitgliederliste (Psychotherapie) im Service-Bereich des ADHS-Kompetenznetzwerk Köln auf der Seite: www.adhsnetz-koeln.de

Eltern-Tipp: Hilfe für das Innenleben

Keine Angst vor „Psychiatern", „Psychotherapeuten" oder „Psychologen", so einschüchternd — und Klischee beladen — diese Namen für Sie klingen mögen. Sie sind qualifizierte Experten: Sie kennen die ganze Bandbreite der Therapiemöglichkeiten bei AD(H)S und sind meist gut mit Hilfsangeboten bis hinein in die „Veedel" vernetzt.

Auch die „Psychiatrie" selber hat sich sehr gewandelt. Psychiatrische Kliniken in Köln können mit vielfältigen Hilfsangeboten für „AD(H)S-Kinder" und ihre Eltern überzeugen — und das auch noch in einer angenehmen, modernen Umgebung.

Lassen Sie sich also nicht von eigenen Vorurteilen oder vermeintlich wohlwollenden, aber uninformierten Ratschlägen anderer daran hindern, sich kompetente und wirksame Hilfe für Ihr Kind zu holen.

Sollten Sie selber begründete Zweifel an einer Diagnose oder Behandlung haben, so sprechen Sie den Betreffenden freundlich und offen darauf an. Wenn Sie mit Ihren Sorgen nicht „ankommen", ziehen Sie eine zweite Meinung zurate.

Frühförderzentrum

Um Babys, Klein- und Vorschulkinder, die von Entwicklungsstörungen oder Behinderungen bedroht sind, kümmern sich „veedelsnah" die Zweigstellen des Zentrums für Frühbehandlung und Frühförderung. Viele Eltern von „AD(H)S-Kindern", die schon früh auf Hilfe angewiesen waren, gingen und gehen hier ein und aus.

Das Konzept: Vernetzte Hilfe wohnortnah in den Stadtbezirken (bisher: Bayenthal, Bocklemünd, Braunsfeld, Chorweiler, Ehrenfeld, Kalk, Meschenich und Mülheim). Im Frühförderzentrum arbeiten verschiedene Berufsgruppen zusammen; um jedes Kind kümmert sich ein Team von Fachleuten. Elternberatung wird großgeschrieben. Die therapeutische Arbeit der Ergotherapeuten/-innen, Logopäden/-innen Physiotherapeuten/-innen und Motopäden/-innen wird von Heilpädagogen/-innen begleitet und durch medizinische und psychologische Diagnostik und Begleitung flankiert. Wichtig für Eltern ist auch die begleitende Beratung, wenn die Suche nach einem Kindergarten oder der richtigen Schule losgeht.

Für eine Diagnostik im Frühförderzentrum tätigt der Kinder- und Jugendarzt eine spezielle Überweisung; die Behandlungskosten übernehmen die Krankenkassen bzw. die Stadt Köln als Sozialhilfeträger.

Alle Infos auf der Internetseite des Zentrums für Frühbehandlung und Frühförderung unter: www.fruehbehandlung.de Standorte und andere Kontaktdaten finden Sie in Kapitel 3.1. Anlaufstellen in Köln von A bis Z unter dem Stichwort „Einrichtungen für Diagnostik und Therapie".

Sozialpädiatrische Zentren

In Sozialpädiatrischen Zentren (SPZ) erhalten Kinder und Jugendliche mit Entwicklungsauffälligkeiten, neurologischen Erkrankungen oder Behinderungen ambulante Diagnostik und Behandlung.

Das **SPZ am Kinderkrankenhaus in Riehl** bietet für Kinder im Vorschulalter und Schulalter multimodale Diagnostik von ADHS/ADS mit abschließender Beratung, Elterngruppentraining nach PEP („Präventionsprogramm für expansives Problemverhalten"), medikamentöse Behandlung sowie therapeutische Maßnahmen mit dem Kind auf verhaltenstherapeutischer Grundlage in Einzelfällen. Seit Mitte 2009 gibt es Kindergruppentrainings.

Ziel ist es, die Kinder in ihrer Eigenständigkeit zu stärken, ihre Eingliederung in Kindergarten und Schule zu fördern sowie Eltern und betreuende Einrichtungen zu beraten. Kinderärzte mit neuropädiatrischer Spezialisierung kooperieren mit Teams aus verschiedenen Fachrichtungen (Psychologie, Heilpädagogik, Ergotherapie, Logopädie, Physiotherapie, Orthopädie, Sozialarbeit). Also auch hier: Ein vernetzter Ansatz, wie er „AD(H)S-Kindern" mit komplexen Störungsbildern zugutekommen kann. Aufnahme über eine Überweisung vom Kinder- und Jugendarzt oder vom Kinder- und Jugendpsychiater. Die Kosten übernehmen die Krankenkassen und die Stadt Köln als Sozialhilfeträger.

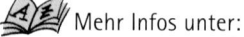 Mehr Infos unter:
www.kliniken-koeln.de/krankenhaeuser, Kinderkrankenhaus, Sozialpäd. Zentrum. Kontaktdaten in Kapitel 3.1. Anlaufstellen in Köln von A bis Z unter dem Stichwort „Einrichtungen für Diagnostik und Therapie".

Ein weiteres **Sozialpädiatrisches Zentrum** gibt es an der **Kinderklinik in der Uniklinik Köln**. Sein interdisziplinäres Team von Neuropädiatern, Kinder- und Jugendpsychiatern, Psychologen und Therapeuten verschiedener Richtungen bietet für Kinder von 0-16 Jahren eine umfassende Diagnostik an. Nach einer Befundbesprechung werden, wenn nötig, therapeutische Möglichkeiten besprochen. Die Therapie erfolgt in der Regel bei niedergelassenen Psychotherapeuten/Kinder- und Jugendpsychiatern. Die Kosten übernehmen die Krankenkassen.

 Infos unter:
www.medizin.uni-koeln.de/kliniken/kinder/spz; Kontaktdaten in Kapitel 3.1. Anlaufstellen in Köln von A bis Z unter dem Stichwort „Einrichtungen für Diagnostik und Therapie".

 Eltern-Tipp: Diagnose hilft!

„Als ich bei der Einschulungsuntersuchung von dem Verdacht auf ADHS erfuhr, habe ich geglaubt, man könne das beheben wie einen Sprachfehler beim Logopäden. Es hat mich verrückt gemacht, dass sich die Diagnose über einen so langen Zeitraum hingezogen hat. Erst als man mir sagte, dass es keiner Eile bedarf und dass mich das Thema wahrscheinlich die nächsten zehn Jahre begleiten wird, konnte ich damit besser umgehen.

Die Diagnose ADHS hat mir geholfen mein Kind so anzunehmen, wie es ist, seine Schwächen nicht mehr als Unwille zu sehen, sondern als Nichtkönnen und diesem mit Verständnis zu begegnen."

Mutter eines siebenjährigen Jungen mit ADHS

Kölner Therapiezentrum

Auf Hilfen für Kinder ab der Einschulung und Jugendliche bis 18 Jahre hat sich das „Kölner Therapiezentrum für Kinder und Jugendliche mit Teilleistungsstörungen" im Kölner Westen spezialisiert.

Kinder mit einer AD(H)S sind häufig von Teilleistungsstörungen im sensorischen („Sinne") und motorischen („Bewegung") Bereich sowie von Lese-Rechtschreib-Schwäche oder Rechenschwäche betroffen (s. Kapitel 1.1. Was ist AD(H)S?/Begleitstörungen). Hier erhalten sie folgende Angebote: Sprach- und Ergotherapie, Psychomotorik, Lernförderung, Aufmerksamkeitstraining (nach Lauth/Schlottke), Verhaltenstherapie (angelehnt an die Programme THOP und SELBST der Uniklinik Köln, s. Seite 48), Familientherapie und heilpädagogische Entwicklungsförderung. Es gibt auch eine Sportgruppe. Kinder brauchen ein „Rezept" vom Haus- oder Kinder- und Jugendarzt. Die Kosten übernehmen die Krankenkassen bzw. die Stadt Köln als Sozialhilfeträger. Das Kölner Therapiezentrum bietet auch regelmäßig Elternkurse an.

Infos unter: www.koelner-therapiezentrum.de; Kontaktdaten in Kapitel 3.1. Anlaufstellen in Köln von A bis Z unter dem Stichwort „Einrichtungen für Diagnostik und Therapie".

Kinderzentrum Porz

Rechtsrheinisch befindet sich das Kinderzentrum Porz. Kinder, die in ihrer Entwicklung gefährdet scheinen, werden hier zunächst eingehend untersucht. Für jedes Kind wird ein individuell passender Behandlungsplan erstellt, inklusive Elternberatung. Im interdisziplinären Team arbeiten ein Kinderarzt, Psychologen, Heilpädagogen, Sprach-, Ergo- und Physiotherapeuten zusammen. Die Behandlungsangebote richten sich vorrangig an Kinder vom Säuglingsalter bis zum Schuleintritt. Diese benötigen die ärztliche Verordnung über „Komplexleistung Frühförderung". Die Kosten übernehmen die Krankenkassen und die Stadt Köln. Möglichkeiten der Behandlung von Schulkindern sind jeweils zu erfragen.

Behandlungsmöglichkeiten für Kinder mit AD(H)S und Vorläufersymptomen sind u.a.: verschiedene Konzentrationstrainings (zum Beispiel Marburger, Lauth/Schlottke), Verhaltenstherapie, Ergotherapie und Psychomotorik. Es gibt auch eine Eltern-Säuglings-Kleinkind-Beratung bei Schlaf- und/oder Fütterstörungen. Auch im Angebot: Förderung bei Lese-Rechtschreib- und Rechenschwäche für Schulkinder (Abrechnung über das Jugendamt).

Infos unter: www.kinderzentrum-porz.de; Kontaktdaten in Kapitel 3.1. Anlaufstellen in Köln von A bis Z unter dem Stichwort „Einrichtungen für Diagnostik und Therapie".

Kinder- und Jugendpsychiatrie der Uniklinik Köln

„Aufmerksamkeitsdefizit-/Hyperaktivitätsstörungen" ist ein wissenschaftlicher und klinischer Schwerpunkt der „Klinik und Poliklinik für Psychiatrie und Psychotherapie des Kindes- und Jugendalters" der Uniklinik Köln, wie sie offiziell heißt. Und das ist gut für betroffene Kinder und deren Eltern, die in Köln leben.

Immer wieder wurden und werden für Forschungsprojekte teilnehmende Kinder gesucht, und eine Win-win-Situation entsteht. Familien in Köln erhalten einen kostenfreien Therapieplatz, auf den sie sonst vielleicht sehr lange hätten warten müssen, und die AD(H)S-Forschung kommt einen Schritt weiter. Deren Ergebnisse fließen dann wieder in das Diagnostik- und Therapieangebot der

Kinder- und Jugendpsychiatrie der Uniklinik Köln ein.

So sind an der Uniklinik verhaltenstherapeutische Programme wie THOP ("Therapieprogramm für Kinder mit hyperkinetischem und oppositionellem Problemverhalten"), PEP ("Präventionsprogramm für expansives Problemverhalten"), THAV ("Therapieprogramm für Kinder mit aggressiven Verhaltensstörungen") oder SELBST ("Therapieprogramm für Jugendliche mit Selbstwert-, Leistungs- und Beziehungsstörungen") entwickelt worden und bilden auch heute noch einen festen Teil des Therapieangebots. In Kooperation mit dem Ausbildungsinstitut AKIP wird eine Verhaltenstherapieambulanz betrieben.

In der Kinder- und Jugendpsychiatrie der Uniklinik Köln können Kinder (mit Eltern) entweder über die Schwerpunktambulanz

Die Eltern-Kind-Station: Bericht einer Mutter

Als unsere Tochter vier Jahre alt war, waren die gemeinsam verbrachten Sommerferien so katastrophal, dass klar war: So kann es bei uns nicht weitergehen. Durch einen Tipp von der Leiterin unserer Selbsthilfegruppe sprach ich bei der gerade neu eröffneten Eltern-Kind-Station der Kinder- und Jugendpsychiatrie der Uniklinik Köln vor. Dort wurde mir und meiner Tochter im darauffolgenden Oktober ein Platz angeboten.

Die vier Wochen auf dieser Station waren ein Meilenstein in der Entwicklung unserer Tochter. Auch für meinen Umgang mit ihr war diese Zeit im Rückblick das Beste, was wir hätten tun können. Von montags bis freitags fanden täglich in der Zeit von 8:45 Uhr bis 16:00 Uhr Therapien statt. Hierunter fielen Gespräche zwischen den Therapeuten und mir, Eltern-Kind-Interaktionsübungen, Elterngruppen und pädagogische Kindergruppen. Die Arbeit orientiert sich an dem von Prof. Dr. Döpfner und anderen an der Uniklinik entwickeltem THOP-Programm, einem intensiven Übungsprogramm für den Umgang zwischen Eltern und ihrem mit Verhaltensproblemen belasteten Kind.

An den Wochenenden durften wir nach Hause, um dort die erlernten Verhaltensregeln im häuslichen Bereich, auch mit den anderen Familienmitgliedern, umzusetzen. Diese Wochenenden zu Hause waren immer sehr anstrengend, da wir mit meiner Tochter wirklich sehr „kämpfen" mussten, um die Verhaltensregeln, die auf der Station schon zum Alltag gehörten, zu Hause durchzuziehen. Regeln, die wir auf der Station geübt haben, waren zum Beispiel: Beim Essen am Tisch sitzen bleiben; beim Spazierengehen nicht auf die Straße laufen; beim Einkaufen nicht alles aus den Regalen ziehen etc.

Auch die Beziehung zwischen meiner Tochter und mir hat sich in den vier Wochen durch positive Spielzeiten und die anderen Therapien sehr verbessert. Ich bin wirklich dankbar für diese Zeit, für die ganzen Alltagsstützen und für die Begleitung, die ich auch im Anschluss an die Behandlung dort erhalten habe.

Auf der Eltern-Kind-Station sieht es weder aus wie in einem Krankenhaus noch wie in einer Psychiatrie. Die Atmosphäre ist familiär, die Appartements sind sehr schön und gemütlich. Auch ein Spielplatz ist vorhanden.

ADHS (drei bis zwölf Jahre) bzw. über die Schwerpunktambulanz Jugendliche versorgt werden, das heißt sie kommen zu Terminen wie in eine Arztpraxis. Darüber hinaus gibt es aber auch eine Kinderstation, eine Kindertagesklinik und vier Jugendstationen für eine sogenannte stationäre oder teilstationäre (tagesklinische) Behandlung. Eine klinikinterne Schule sorgt dafür, dass Kinder und Jugendliche nicht aus dem Schulleben „rausfallen".

Eine Eltern-Kind-Einheit ermöglicht die stationäre Aufnahme von Kindern im Alter von drei bis neun Jahren gemeinsam mit ihrer Mutter bzw. ihrem Vater zur Behandlung von Interaktions- und Verhaltensstörungen.

Seit 2007 gibt es ein Begegnungszentrum für Patienten, Angehörige und Interessierte, in dem sich Selbsthilfegruppen treffen, unter ihnen auch die AD(H)S-Selbsthilfegruppe „Sonnenblumen" (Kontaktdaten s. Kapitel 3.1. Anlaufstellen in Köln von A bis Z unter dem Stichwort „Selbsthilfegruppen").

Zur Vorstellung in der Ambulanz benötigen die Patienten einen gelben Überweisungsschein vom Haus- oder Kinderarzt mit dem Hinweis „KJP Uniklinik Köln". In die Stationen überweist ein niedergelassener Kinder- und Jugendpsychiater oder man meldet sich in der Ambulanz an. Die Kosten übernimmt die Krankenkasse.

Über die umfangreichen diagnostischen und therapeutischen Angebote der KJP an der Uniklinik informiert die Website: http://cms.uk-koeln.de/kjp; Kontaktdaten in Kapitel 3.1. Anlaufstellen in Köln von A bis Z unter dem Stichwort „Einrichtungen für Diagnostik und Therapie".

Klinik für Kinder- und Jugendpsychiatrie am Kinderkrankenhaus (Holweide)

Seit 2005 gibt es rechtsrheinisch einen Ableger des Kinderkrankenhauses Amsterdamer Straße mit Sitz in Holweide. Die Klinik für Kinder- und Jugendpsychiatrie und Psychotherapie bietet für Kinder bis zum 18. Lebensjahr, die von einer AD(H)S betroffen sind, eine umfangreiche jugendpsychiatrisch-psychologische Diagnostik und hat ein umfassendes therapeutisches Angebot, unter anderem Gruppentherapie, Edukationsgruppen für die Eltern und eine Medikamenten-Sprechstunde.

Auch in Holweide behandelt ein Team von Ärzten, Psychologen, Sozialarbeitern und Fachtherapeuten wie Ergo-, Musik- und Bewegungstherapeuten die Kinder ambulant, stationär oder tagesklinisch; einige Plätze sind als Eltern-Kind-Einheit angelegt. Es gibt die Möglichkeit die Schule intern oder außerhalb zu besuchen.

Anmeldung über die Institutsambulanz mit einem gelben Überweisungsschein vom Arzt oder Facharzt. Diagnostik und Therapie zahlt die Krankenkasse.

Ausführliche Info unter: www.kliniken-koeln.de/krankenhaeuser, Kinderkrankenhaus, Kinder- und Jugendpsychiatrie. Kontaktdaten in Kapitel 3.1. Anlaufstellen in Köln von A bis Z unter dem Stichwort „Einrichtungen für Diagnostik und Therapie".

**Eltern-Tipp:
Schreiambulanzen**

Schreiphasen, ruhelose Nächte, blank liegende Nerven: Daran erinnern sich auch viele Eltern von Kindern mit einer später gestellten AD(H)S-Diagnose zurück. Hier können sogenannte Schreiambulanzen helfen, die spezielle Sprechstunden für geplagte Familien anbieten.

Anlaufstellen hierfür sind zum Beispiel das Zentrum für Frühbehandlung und Frühförderung, die Kinder- und Jugendpsychiatrie der Uniklinik und das Kinderschutz-Zentrum; Angebote hat auch „Die Gute Hand". Alle Kontaktdaten in Kapitel 3.1. Anlaufstellen in Köln von A bis Z unter dem Stichwort „Schreiambulanzen". Weitere Stellen finden Sie im Netzwerk „Hilfen in der frühen Kindheit" unter: www.hilfen-fruehe-kindheit.de/Suche: Stichwort „Anhaltendes Schreien". Informative Internetseite mit weiteren Adressen: www.trostreich.de

AD(H)S-Begleitstörungen behandeln

Ergo- und Psychomotorik-Therapeuten und auch **Physiotherapeuten** helfen in Kliniken oder eigener Praxis, häufige Begleitstörungen von AD(H)S, wie Störung der Körperkoordination und -wahrnehmung bzw. leichtere soziale Integrationsstörungen, in den Griff zu bekommen und Handlungs- und Planungsstrategien für den Alltag zu entwickeln. Häufige Gespräche und Einbindung der Eltern sollten zur Behandlung gehören. Viele Ergotherapeuten arbeiten auf der Basis von bei AD(H)S erprobten verhaltenstherapeutischen Programmen mit Kindern und

Jugendlichen und bieten auch Elterntrainings an. Laut ADHS-Report der Gmünder Ersatzkasse (Oktober 2008) lässt sich bei einer medikamentösen Behandlung durch die Kombination mit einer Ergotherapie die Menge der Arzneimitteldosierungen im Schnitt deutlich verringern. Die Kosten zahlt in der Regel die Krankenkasse.

Sprachtherapeuten und Logopäden sind bei Sprachentwicklungsstörungen wichtige Partner, um den Alltag vor allem in Kindergarten und Schule zu bewältigen. Die Kosten übernimmt in der Regel die Krankenkasse.

Einige auf AD(H)S spezialisierte Anlaufpunkte für Ergotherapie und Praxen für Sprachtherapie finden Sie in Kapitel 3.1. Anlaufstellen in Köln von A bis Z unter dem entsprechenden Stichwort. Weitere Angebote gibt es in der Mitgliederliste (Sonstige Therapien) im Service-Bereich des ADHS-Kompetenznetzwerk Köln auf der Seite: www.adhsnetz-koeln.de

Auch Ihr Kinder- und Jugendarzt oder Kinder- und Jugendpsychiater wird Ihnen eine Praxis für Ergo- oder Sprachtherapie in Ihrer Nähe empfehlen können. Wohnortnahe Therapieangebote erleichtern den Alltag erheblich!

Darüber hinaus gibt es eine Reihe von Angeboten, die eine multimodale AD(H)S-Therapie sinnvoll begleiten können, weil dadurch etwa Stärken und Selbstbewusstsein des Kindes aufgebaut und positives Sozialverhalten trainiert wird. Das kann zum Beispiel eine **Reit-** oder **Kunsttherapie auf heilpädagogischer Basis** sein. Es gibt sogar ein Kletterangebot in Köln, das auf die Besonderheiten von „AD(H)S-Kindern" eingeht (s. Kapitel 2.4. Freunde, Freizeit und Medien). Bei manchen Angeboten ist eine Finanzierung über das Jugendamt der

Stadt Köln möglich, sonst muss man die Behandlung privat bezahlen.

 In Kapitel 3.1. Anlaufstellen in Köln von A bis Z unter dem Stichwort „Sonstige Therapien" finden Sie einige Angebote, die Ihrem Kind vielleicht auch noch helfen könnten. Weitere Angebote gibt es in der Mitgliederliste (Sonstige Therapien) im Service-Bereich des ADHS-Kompetenznetzwerk Köln auf der Seite: www.adhsnetz-koeln.de

Eltern-Tipp: Hospitation von Therapeuten im Alltag des Kindes

„Wenn die Sprachtherapeutin meines Sohnes damals nicht einen Tag lang im Kindergarten hospitiert hätte, wäre seine Entwicklung später vielleicht nicht so gut gelaufen", erzählt der Vater eines heute Elfjährigen, der neben seiner Aufmerksamkeitsstörung an einer Sprachentwicklungsverzögerung litt. „Als sie nämlich damals sah, dass er nicht in die Gruppe integriert war und gar nicht mit Gleichaltrigen Sprechen üben konnte, schlug sie Alarm. Nach dem Wechsel in einen integrativ arbeitenden Kindergarten, in dem behinderte und nicht behinderte Kinder in kleineren Gruppen gemeinsam leben und lernen, ging alles sehr viel besser. Dort gab es auch einen Sprachtherapeuten, der mit den Kindern einzeln oder in Gruppen arbeitete."

Vater eines heute Zwölfjährigen mit ADHS

Hilfe für die Schule: Lerntherapie-Zentren

Bei einer die AD(H)S begleitenden Legasthenie (Lese-Rechtschreib-Schwäche) oder Dyskalkulie (Rechenschwäche) ist eine entsprechende Förderung unerlässlich. Nicht nur kann durch diese Teilleistungsstörungen die schulische Laufbahn des betroffenen Kindes massiv beeinträchtigt werden, auch das Selbstbewusstsein leidet sehr. In Köln gibt es eine Reihe von spezialisierten **Therapiezentren**, die langjährige Erfahrung mit „AD(H)S-Kindern" mit einer **Teilleistungsschwäche** haben. Dies sind keine Nachhilfe-Institute, sondern anerkannte Therapie-Institute, die zum Teil auch Fortbildungsangebote für Eltern und/oder Lehrer im Programm haben. Die Kostenübernahme durch das Jugendamt ist möglich.

Erkundigen Sie sich in der Schule Ihres Kindes auch nach besonderen Fördermöglichkeiten und einem ihm – zumindest bei einer Legasthenie zustehenden – Nachteilausgleich bei der Notengebung.

In Kapitel 3.1. Anlaufstellen in Köln von A bis Z unter dem Stichwort „Lern- und Therapiezentren" finden Sie einige Hilfsangebote in Köln. Weitere Anlaufstellen gibt es in der Mitgliederliste (Lerntherapie) im Service-Bereich des ADHS-Kompetenznetzwerk Köln auf der Seite: www.adhsnetz-koeln.de

→ Über die Themen Lese-Rechtschreib- und Rechenschwäche informiert der Bundesverband Legasthenie und Dyskalkulie e.V. unter www.bvl-legasthenie.de; telefonische Beratung unter der Nummer (07 00) 31 87 38 11 (Montag und Dienstag: 10:00 bis 12:00 Uhr, Mittwoch: 16:00 bis 18:00 Uhr).

Beratung von Kindern und Eltern rund um das Thema Schule bietet auch der **Schulpsychologische Dienst** der Stadt Köln (www.stadt-koeln.de).

Kontaktdaten in Kapitel 3.1. Anlaufstellen in Köln von A bis Z unter dem Stichwort „Stadt Köln/Schulpsychologischer Dienst".

Hilfe für Studenten, die an AD(H)S leiden, bietet ein kognitiv-verhaltenstherapeutisch orientiertes Gruppentraining für Erwachsene an der Kölner Universität. Das von den Professoren Dr. Lauth und Dr. Minsel in Zusammenarbeit mit Hanna Raven am Lehrstuhl für Klinische Psychologie und dem Lehrstuhl für Psychologie und Psychotherapie an der Humanwissenschaftlichen Fakultät entwickelte Training dauert etwa zwei Monate und kostet 50 Euro für Studierende der Uni Köln (auch Fachhochschule und Sporthochschule).

Infos unter www.ads-projekt.uni-koeln.de; Kontaktdaten in Kapitel 3.1. Anlaufstellen in Köln von A bis Z unter dem Stichwort „Erwachsene und AD(H)S".

Trainings für Kinder und Eltern

Neben Kliniken und Therapiezentren bieten auch andere Einrichtungen verhaltenstherapeutisch angelegte AD(H)S-Trainings oder -Coachings für Kinder und Jugendliche mit oder ohne ihre Eltern an. Hierzu zählt zum Beispiel das **Marburger Konzentrationstraining** nach einem an der Universität Marburg entwickelten Programm für Schulkinder, das inzwischen auch für Vorschulkinder und Jugendliche vorliegt, oder das **Selbstinstruktionstraining nach Lauth/ Schlottke**, ebenfalls für Schulkinder. Auch an der Humanwissenschaftlichen Fakultät der Uni Köln finden im Rahmen des For-schungsschwerpunkts „AD(H)S" Trainings für Eltern, Kinder und Jugendliche statt. Weitere Infos zu Erziehungstrainings für Eltern außerhalb eines therapeutischen Rahmens finden Sie in Kapitel 2.3. Familie und Erziehung.

Training-Angebote für „AD(H)S-Kinder" und ihre Eltern finden Sie in Kapitel 3.1. Anlaufstellen in Köln von A bis Z unter dem Stichwort „AD(H)S-Trainings".

Kinder- und Jugendhilfe

Ist die Ausprägung einer AD(H)S so stark, dass sie eine Behinderung darstellt, das Kind oder der/die Jugendliche von einer Behinderung bedroht oder in der psychosozialen Entwicklung beeinträchtigt ist, besteht nach dem Kinder- und Jugendhilfegesetz bei einer Fülle von Maßnahmen der Anspruch auf Kostenübernahme durch das Amt für Kinder, Jugend und Familie, das in Köln Kostenträger der Jugend- und Sozialhilfe ist.

Die Hilfen sind vielfältig und reichen von der Frühförderung und Familien-/Erziehungsberatung über die Bereitstellung eines Betreuungshelfers bis hin zur Vermittlung und Kostenübernahme von Plätzen in heilpätreuten Wohnen. Auch Anträge auf Kostenübernahme für Dyskalkulie- oder Legasthenie-Therapien (über die Eingliederungshilfe für seelisch behinderte Kinder und Jugendliche) richten Sie an das Jugendamt.

Kontaktdaten des Amtes für Kinder, Jugend und Familie finden Sie in Kapitel 3.1. Anlaufstellen in Köln von A bis Z unter dem Stichwort „Stadt Köln/Jugendamt". Einige Träger der Kinder- und Jugendhilfe in Köln sind in Kapitel 3.1. Anlaufstellen in Köln von A bis Z unter dem Stichwort „Träger der Kinder- und Jugendhilfe" aufgeführt.

Den Gesetzestext des Sozialgesetzbuches (Achtes Buch, Kinder- und

Jugendhilfe) finden Sie im Internet unter: www.sozialgesetzbuch-bundessozialhilfe-gesetz.de

Kinder- und Jugendgesundheitsdienst

Der Kinder- und Jugendgesundheitsdienst der Stadt Köln bietet Diagnostik, Beratung und Begleitung bei Entwicklungsstörungen und Behinderung von Kindern im Vorschul- und Schulalter an. Hier stellen auch jene Eltern ihre Kinder vor, die einen Platz in einer integrativen Kindertagesstätte beantragen möchten. Ferner gibt es ein Beratungs- und Untersuchungsangebot für Kinder und Jugendliche mit Behinderungen vor der Aufnahme in eine Förderschule (s. Kapitel 2.2. Kindergarten und Schule).

Weitere Infos unter: www.stadt-koeln.de unter dem Stichwort Bürger-service/Gesundheitsamt/Kinder- und Ju-gendgesundheitsdienst. Kontaktdaten in Kapitel 3.1. Anlaufstellen in Köln von A bis Z unter dem Stichwort „Stadt Köln/Kinder- und Jugendgesundheitsdienst".

Kinder- und Jugendpsychiatrische Beratungsstelle der Stadt Köln

Relativ neu im Angebot des städtischen Gesundheitsamtes ist die Kinder- und Jugendpsychiatrische Beratungsstelle für Eltern, Lehrer, Erzieher, aber auch Kinder und Jugendliche. Hier informieren ärztliche und pädagogische Fachleute über kinder- und jugendpsychiatrische Fragen. Ohne große Hürden kann man sich bei Problemen und Konflikten in der Familie oder in der Schule unterstützen lassen und/oder die fachärztli-che Einschätzung eines verhaltensauffälli-gen Kindes erhalten. Auf Wunsch bieten die Mitarbeiter auch Workshops für Fachkräfte und Eltern an, machen Hausbesuche oder

gehen in die Schulen. Das Angebot ist kostenlos; die Berater unterliegen der ärztli-chen Schweigepflicht.

Weitere Infos unter www.stadt-koeln.de unter dem Stichwort Bürger-service/Gesundheitsamt/Kinder- und Ju-gendgesundheitsdienst. Kontaktdaten in Kapitel 3.1. Anlaufstellen Köln von A bis Z unter dem Stichwort „Stadt Köln/Kinder- und Jugendpsychiatrische Beratungsstelle".

Alternative Therapien

Jedes Kind mit einer AD(H)S-Diagnose hat eine andere Ausprägung, und so können auch die Wege zum erfolgreichen Umgang mit der Störung vor dem jeweiligen Fami-lienhintergrund ganz verschieden sein. Neben den von Krankenkassen anerkannten (und bezahlten) und in ihrer Wirksamkeit wissenschaftlich erwiesenen Therapie-Me-thoden nutzen viele Eltern in und um Köln ergänzend sogenannte alternative Therapien.

Ob dies nun ein engagierter Heilpraktiker ist, der sie positiv unterstützt, oder ein neu-artiges Trainings-Angebot, das noch auf seine „Kassenzulassung" wartet – sie können durchaus eine positive Wirkung haben, weil sie zum Beispiel die Stärken des Kindes beto-nen oder an bestimmten Schwächen arbei-ten. Auch hier kann Ihnen sicherlich ein Gespräch mit dem Arzt oder Therapeuten Ihres Kindes und mit betroffenen Eltern in einer Selbsthilfegruppe weiterhelfen.

> **Vorsicht** aber vor Angeboten, die den Anspruch auf Alleinwirksamkeit haben (sie könnten einer wirkungsvollen multimodalen AD(H)S-Therapie im Wege stehen!), schnelle Heilung versprechen (AD(H)S ist nicht heilbar!) oder von Forschung und Anwendern anerkannte Therapien bei AD(H)S verteufeln (s. dazu auch Kapitel 1.3. Wie wird AD(H)S behandelt?).

Das **Freiburger Blicklabor**, das mit seinem „BlickMobil" regelmäßig auch in Köln Station macht, trainiert die Blicksteuerung und will Kindern mit AD(H)S und Lernstörungen helfen, ihre willentliche Blickkontrolle zu stabilisieren, um sich so besser auf eine Sache – zum Beispiel Lesen – konzentrieren zu können.

→ Stützpunkte des Blicklabors und die Stationen des BlickMobils finden Sie unter: www.blicklabor.de bzw. www.blickmobil.de

Hilfe bei Lern-, Entwicklungs- und Verhaltensstörungen ihrer Kinder, die häufig mit einer AD(H)S einhergehen, versprechen sich Eltern, wenn sie nach Belgien ins **Tomatis-Therapiezentrum „Atlantis"** fahren. Diese in Frankreich und Belgien recht bekannte Hörtherapie („Audio-Psycho-Phonologie"), nach ihrem Begründer, dem französischen Arzt Alfred Tomatis, auch Tomatis-Therapie genannt, soll auch bei Aufmerksamkeitsdefiziten und ihren Begleitstörungen helfen. Die Kosten der Therapie, die meist über mehrere Wochenblöcke im Jahr läuft, werden von den Krankenkassen in Deutschland nicht getragen. Auswärtige Gäste werden in eigenen Appartements des gemeinnützigen Trägervereins untergebracht.

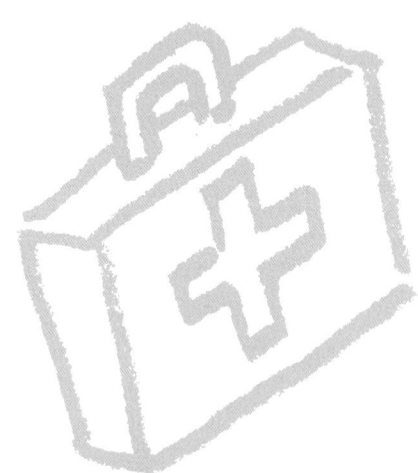Infos unter www.atlantis-vzw.de; Kontaktdaten in Kapitel 3.1. Anlaufstellen Köln von A bis Z unter dem Stichwort „Therapien, alternative".

2.2. Kindergarten und Schule

Kindergarten

Eltern von Kleinkindern mit einer Wahrnehmungsproblematik bzw. Anlage zu einer Aufmerksamkeitsdefizit-/Hyperaktivitätsstörung (AD(H)S) sind oft leidgeprüft und suchen deshalb schon gezielt nach einem Platz in einer besonderen Kindertagesstätte oder einem alternativen Kindergarten. Einige, weil sie bereits therapeutische Beratung haben, viele aber auch, weil sie ihren „Hypie" oder ihr „Träumerli" genau kennen und wissen: Der oder die kommt bestimmt nicht in einer großen, lärmenden Gruppe zurecht!

Die Suche nach einem passenden Kindergartenplatz ist mit vielen Überlegungen (und viel Bauchweh!) verbunden, gilt es doch die besonderen Bedürfnisse zu berücksichtigen, die ein reizoffenes, überaktives und/oder unkonzentriertes Kind hat. Vielleicht kommen noch Auffälligkeiten in der körperlichen, sprachlichen und sozialen Entwicklung dazu.

Ganz wichtig: Tauschen Sie sich vor einer Entscheidung in jedem Fall auch mit dem Arzt/Therapeuten Ihres Kindes aus. Er oder sie hat Tipps und kennt Anlaufstellen/Hilfen in Köln, die Ihr Kind im Kindergartenalltag unterstützen können.

Kleine Gruppen wichtig!

Die ideale Kindertagesstätte sollte nach Möglichkeit nicht zu groß sein, also nicht viele Gruppen haben, und die Gruppen selber relativ klein sein. Dies können aber für die ab Dreijährigen meist nur Elterninitiativen oder aber integrative Einrichtungen leisten, also solche, die behinderte und nicht behinderte Kinder gleichermaßen aufnehmen.

Selbst wenn Ihr Kind noch keine gesicherte Diagnose hat, kann es als „Regelkind" in eine integrative Kindertagesstätte gehen und wird dort besser aufgehoben sein als in einer Regeleinrichtung mit Gruppenstärken von bis zu 25 Kindern für die ab Dreijährigen. Allein die kleinere Anzahl von Kindern in der Gruppe schafft eine viel bessere Ausgangssituation für ein Kind, das von einer AD(H)S bzw. einer Wahrnehmungsstörung betroffen ist.

Einige Familien kommen gut mit dem überschaubaren Rahmen einer Elterninitiative zurecht, wo der Austausch zwischen Eltern und pädagogischen Kräften unmittelbarer ist und die Eltern als Träger Konzept und Aktivitäten der Einrichtung bestimmen.

Integrative Einrichtungen

Hat Ihr Kind eine gesicherte Diagnose, sollten Sie versuchen, einen heilpädagogischen Platz in einer integrativen Kindertagesstätte zu ergattern.

Integrative Einrichtungen haben kleine Gruppen von circa 15 Kindern, davon meist fünf mit Handicap. Im Personalstamm gibt es Therapeuten, wie Logopäden (für die Sprachentwicklung), Motopäden (für die Bewegungsförderung) oder Physiotherapeuten, also Krankengymnasten. Viele Erzieher haben einen therapeutischen Hintergrund oder entsprechende Weiterbildungen absolviert.

Von den fördernden Zusatzangeboten für die behinderten Kinder profitieren auch die „Regelkinder", weil immer wieder spielerisch in der Gruppe mit allen Kindern „gearbeitet" wird. Die Kinder lernen hier: Jedes Kind ist anders! Das prägt das soziale Klima sehr positiv. Kontakte zu knüpfen, fällt den Kindern in den kleineren Gruppen auch wesentlich leichter. Außerdem ist man als Eltern mit Erziehern und Therapeuten im

Gespräch, die die günstige Entwicklung des Kindes zum erklärten Ziel haben. Und man kann sich mit anderen betroffenen Eltern austauschen.

→ Eine Liste der Betreuungsangebote in Kindertageseinrichtungen in Köln erhalten Sie unter dem gleichnamigen Stichwort unter www.stadt-koeln.de

Möchten Sie für Ihr Kind einen heilpädagogischen Platz in einer integrativen Einrichtung erhalten, nehmen Sie Kontakt zur Frühförderungsberatung beim Amt für Kinder, Jugend und Familie auf. Infos unter www.stadt-koeln.de, Stichwort Bürgerservice/Frühförderung. Kontaktdaten in Kapitel 3.1. Anlaufstellen in Köln von A bis Z unter dem Stichwort „Stadt Köln/ Frühförderungsberatung".

Zugleich müssen Sie beim Kinder- und Jugendgesundheitsdienst der Stadt Köln den Leistungsanspruch auf Eingliederungshilfe feststellen lassen (s. u.).

Eingliederungshilfe beantragen

Ohne Bürokratie geht nichts: Um einen heilpädagogischen Platz in einer städtischen Einrichtung zu erhalten, muss der Anspruch auf Leistungen der Eingliederungshilfe festgestellt werden. Anspruchsberechtigt sind behinderte und von Behinderung bedrohte Kinder (Sozialgesetzbuch, Achtes Buch, § 35a; Sozialgesetzbuch, Zwölftes Buch, § 53 ff.). Grundlage der Entscheidung ist eine Untersuchung beim Kinder- und Jugendgesundheitsdienst der Stadt Köln. Dieser Dienst bietet Diagnostik, Beratung und Begleitung bei Entwicklungsstörungen und Behinderung von Kindern im Vorschul- und Schulalter an. Vereinbaren Sie dort für Ihr Kind einen Untersuchungstermin.

Eltern-Tipp: Integrativ bietet einen guten Start!

Für viele Eltern ist es schwierig, das Handicap ihres Kindes anzunehmen, das ja vor Eintritt in eine integrative Kindertagesstätte „offiziell" bescheinigt werden muss. Hinzu kommt erfahrungsgemäß die Angst, dass das Kind beim Eintritt in eine integrative Kindertagesstätte schon früh auf die „Förderschiene" gesetzt und die Laufbahn in einer Regelschule verbaut wird.

Das ist nicht so! Kinder mit Entwicklungsauffälligkeiten können in integrativen Einrichtungen einen besseren Start haben und eventuelle Entwicklungsverzögerungen schneller aufholen. Je nach Ergebnis des Abschlussberichtes, den die Kinder am Ende der Kindergartenzeit erhalten, können Sie sich durchaus für einen Regelschulenbesuch Ihres Kindes entscheiden.

Weitere Infos unter www.stadt-koeln.de unter dem Stichwort Bürgerservice/Gesundheitsamt/Kinder- und Jugendgesundheitsdienst. Kontaktdaten in Kapitel 3.1. Anlaufstellen in Köln von A bis Z unter dem Stichwort „Stadt Köln/Kinder- und Jugendgesundheitsdienst".

Auf gute Förderung achten

Halten Sie in der Kindergartenzeit immer die gute Förderung Ihres Kindes im Blick und bleiben Sie im Dialog mit den Erziehern, vermitteln Sie Gespräche zwischen den Therapeuten Ihres Kindes und den Ansprechpartnern in der Kindertageseinrichtung.

Wenn Ihr Kind eine Regeleinrichtung besucht, können Sie sich erkundigen, welche Fördermöglichkeiten es hier gibt. Erinnern Sie freundlich an den pädagogischen Grundsatz: Gruppenaktivitäten, die einem „besonderen" Kind in einer Betreuungsgruppe gut tun, fördern auch die anderen Kinder!

Sollte es in der Regel-KiTa keine Möglichkeiten der besonderen Förderung geben, suchen Sie sich unbedingt Unterstützung außerhalb der Einrichtung. Fragen Sie den Kinder- und Jugendarzt, wie Ihr Kind unterstützt werden kann. Erhalten Sie keine für Sie befriedigende Antwort, sollten Sie einen Facharztbesuch in Erwägung ziehen oder ein anderes Hilfsangebot. Sobald Sie für Ihr Kind Hilfe in die Wege geleitet haben, regen Sie den Austausch zwischen Therapeuten und Erziehern an. Viele Therapeuten hospitieren in Kindergärten und Grundschulen, um sich über die Integration und das Verhalten des Kindes ein Bild zu machen und mit den Erziehern und Lehrern zu sprechen.

Frühe Förderung ist immens wichtig! Auch Fachleute bestätigen, dass frühe Hilfen die Entwicklung von an AD(H)S erkrankten Kindern sehr positiv beeinflussen und ihnen später größeres Leid ersparen können.

→ Einen Überblick über die Hilfsangebote bei AD(H)S in Köln finden Sie in Kapitel 2.1. Diagnose und Therapie.

Eltern-Tipp: Dranbleiben, nicht verzweifeln!

Lassen Sie sich von Fehlschlägen nicht entmutigen: Manchmal sind mehrere Anläufe nötig, um zum Ziel zu gelangen. Eine Mutter berichtet:

„Wir wollten unbedingt einen dieser heiß begehrten heilpädagogischen Kindergartenplätze erhalten. Für die Untersuchung bekamen wir beim Gesundheitsamt einen Termin um 8:00 Uhr. Super ungünstig, denn, wie zu erwarten, war meine Tochter schlaftrunken, als mein Ex-Mann mit ihr dort erschien. Meine sonst so quirlige Tochter, die immer und überall alles auseinandernahm, wirkte auf die Ärztin vom Gesundheitsamt sehr verschüchtert und ruhig. So gab es trotz Anraten des Frühförderzentrums erst einmal keine Empfehlung für einen integrativen Platz.

Erst war ich verzweifelt, dann dachte ich: Wozu jammern, tu was! Ich vereinbarte einen Termin bei der Leiterin der integrativen Kindertagesstätte in unserem Viertel. Das Gespräch war am späteren Vormittag, meine Tochter nahm ich mit. Schon nach zehn Minuten fiel der Pädagogin die auffällige Unruhe meiner Kleinen auf, und ihr war klar: Das geht in einer Regel-Einrichtung nicht gut. Die Leiterin schaffte es, dass wir erneut bei der Stadt vorsprechen durften. Dort konnte meine Tochter die Büros mal richtig ,aufmischen', und ich erhielt die Zuweisung für einen integrativen Platz.

In diesem Kindergarten hat meine Tochter vier wirklich tolle Jahre verbracht, in denen sie durch die ständige Unterstützung der Therapeuten, aber auch der besonders engagierten Erzieher sehr gute Fortschritte gemacht hat."

Schule

Kaum haben Eltern und Kind den Kindergartenalltag gemeistert und meinen, endlich verschnaufen zu können, steht sehr schnell, oft zu schnell, der Wechsel zur Grundschule an. Schlaflose Nächte haben auch Familien, die eine „Hürde" weiter mit dem Wechsel auf die weiterführende Schule konfrontiert sind. Meilensteine für alle Kinder, für „AD(H)S-Familien" aber besonders schwierige Übergänge, die alle Beteiligten mit sehr gemischten Gefühlen durchleben.

Regelschule: Erste Wahl!

„AD(H)S-Kinder" sind nicht dumm! Ein Zusammenhang von AD(H)S und Intelligenz besteht nicht, das heißt Kinder mit einer AD(H)S sind meist mindestens durchschnittlich begabt, können also theoretisch die gleichen Leistungen schaffen wie gesunde Kinder. Viele sind sogar überdurchschnittlich oder hoch begabt. Grundsätzlich gilt also –

und so findet man es auch in der Fachliteratur: Kinder mit AD(H)S sollten, soweit möglich, eine Regelschule besuchen. Dies ist jedoch einfach gesagt und in vielen Fällen schwer getan. Leider können Kinder mit AD(H)S ihr Potenzial, ihre Fähigkeiten selten ausschöpfen. Ihre Störung steht ihnen „im Weg": durch den Mangel an Konzentrationsfähigkeit, die Hyperaktivität, die begleitenden Störungen wie Lese-Rechtschreib- oder Rechenschwäche etc.

Trotzdem: Viele Kinder mit einer leichten Beeinträchtigung und einer guten bis sehr guten Intelligenz werden die Regelschule auch auf hohem Niveau meistern können, insbesondere, wenn sie in der Familie gut gefördert werden sowie außerschulische Unterstützung oder zusätzlichen Förderunterricht in der Schule erhalten.

Eltern-Tipp: Wenn wir uns eine Schule „stricken" dürften …

Wie die richtige Schule auswählen? Eine Frage, die man nicht beantworten kann, denn eigentlich gibt es keine geeignete (staatliche) Schule für Kinder und Jugendliche mit AD(H)S. Unsere Kinder benötigen zum guten und motivierten Lernen Bedingungen, die es in Deutschland leider in der Regel nicht gibt: Kleine Klassen, geregelte Strukturen, in denen ein flexibler, kreativer Unterricht gemacht wird, der sich an den individuellen Bedürfnissen und Fähigkeiten des einzelnen Kindes orientiert. Dazu gehören Lehrerinnen und Lehrer mit Zeit für jedes einzelne Kind, mit fundierten Kenntnissen über die Störung und die damit verbundenen Lern- und Verhaltensauffälligkeiten sowie der Bereitschaft zum steten Dialog mit Eltern und Therapeuten zum Wohl des Kindes.

Leider, leider können wir uns diese Schule für unsere Kinder nicht „stricken". Ein erster Schritt zu einer politischen Forderung, endlich die schulischen Bedürfnisse von Kindern mit einer so häufigen Störung wie AD(H)S zu berücksichtigen, ist das Eckpunkte-Papier zu ADHS und Schule des zentralen adhs-netzes. Es liegt auch der Kultusministerkonferenz vor.

→ Die Eckpunkte sind nachzulesen unter www.zentrales-adhs-netz.de, Menüpunkt „Für Pädagogen/Grundlagen".

Viele der **Hilfsangebote bei AD(H)S** in Köln, die Sie in Kapitel 2.1. Diagnose und Therapie und unter dem entsprechenden Stichwort in Kapitel 3.1. finden, greifen auch im Schulalltag.

Dort finden Sie zum Beispiel Infos über **Lern- und Therapie-Zentren**, die Ihrem Kind bei einer Lese-Rechtschreib- oder Rechenschwäche unter die Arme greifen. In Kapitel 3.1. Anlaufstellen in Köln von A bis Z unter dem Stichwort „Lern- und Therapie-Zentren" finden Sie die Kontaktdaten einiger Hilfsangebote in Köln. Weitere Anlaufstellen gibt es in der Mitgliederliste (Lerntherapie) im Service-Bereich des ADHS-Kompetenznetzwerk Köln auf der Seite www.adhsnetz-koeln.de

→ Über die Themen **Lese-Rechtschreib- und Rechenschwäche** informiert der Bundesverband Legasthenie und Dyskalkulie e.V. unter www.bvl-legasthenie.de; telefonische Beratung unter der Nummer (07 00) 31 87 38 11 (Montag und Dienstag: 10:00-12:00 Uhr, Mittwoch: 16:00-18:00 Uhr).

Informiert entscheiden!

Vor der Schulwahl sollten Sie mit sich und in der Familie geklärt haben: Was ist für mein Kind am besten? Was hat es für Bedürfnisse und Fähigkeiten? Wichtig ist auch das Gespräch mit Erziehern und evtl. Therapeuten in der Kindertagesstätte bzw. mit Lehrern in der Grundschule. Bedenken Sie, dass diese den Vorteil haben, das Gruppenverhalten Ihres Kindes zu kennen. Sie kennen auch den Entwicklungsstand Ihres Kindes im Vergleich zu seinen Altersgenossen und können seine Möglichkeiten und Grenzen in Situationen des Spielens und sozialen Agierens sowie des Lernens einschätzen. Dies alles kann für Ihre Entscheidungsfindung sehr hilfreich sein!

Sprechen Sie auch mit dem Arzt und/oder Therapeuten Ihres Kindes. Wenn Sie noch keinen haben, so erwägen Sie, einen Facharzt oder Psychotherapeuten aufzusuchen. Diese werden vielleicht entsprechende Tests machen und Sie zu den schulischen Möglichkeiten Ihres Kindes beraten.

Weitere Anlaufstellen für Fragen rund um die Schule können der **Schulpsychologische Dienst** der Stadt Köln oder eine **Erziehungsberatungsstelle** sein.

Kontaktdaten zum Schulpsychologischen Dienst finden Sie in Kapitel 3.1. Anlaufstellen in Köln von A bis Z unter dem Stichwort „Stadt Köln/Schulpsychologischer Dienst".

Infos zu Erziehungsberatungsstellen finden Sie in Kapitel 2.3. Familie und Erziehung. Kontaktdaten einiger Erziehungs- und Familienberatungsstellen finden Sie in Kapitel 3.1. Anlaufstellen in Köln von A bis Z unter dem Stichwort „Erziehungs- und Familienberatung". Weitere Angebote gibt es unter: www.stadt-koeln.de/2/familie/rat-hilfe/01725/

Der **Kinder- und Jugendgesundheitsdienst** der Stadt Köln bietet Diagnostik, Beratung und Begleitung bei Entwicklungsstörungen und Behinderung von Kindern im Vorschul- und Schulalter an.

Weitere Infos unter www.stadt-koeln.de unter dem Stichwort Bürgerservice/Gesundheitsamt/Kinder- und Jugendgesundheitsdienst. Kontaktdaten in Kapitel 3.1. Anlaufstellen in Köln von A bis Z unter dem Stichwort „Stadt Köln/Kinder- und Jugendgesundheitsdienst".

Die richtige Schule

Mit den pädagogischen Einschätzungen und dem Expertenrat zu Ihrem Kind im Rücken und Ihrem eigenen fundierten Gefühl, was für Ihr Kind richtig ist, im Bauch, fangen Sie nun an, sich Schulen anzuschauen.

Wichtige Fragen dabei werden sein: Hat die Schule eine überschaubare Größe? Sind die Klassen möglichst klein? Ist ein Ganztagsangebot vorhanden, das mehr als nur Verwahrungscharakter hat? Hat das Lehrerkollegium Kenntnisse über AD(H)S, hat es vielleicht sogar Fortbildungen gegeben? Werden Kinder außerhalb des Unterrichts in kleineren Lerngruppen gefördert? Wie offen für einen Eltern-Lehrer-Dialog ist die Schule? Wie ist die Atmosphäre unter den Schülerinnen und Schülern? Gibt es ein Schulkonzept für ein soziales „Miteinander"?

All diese Dinge werden Sie nicht auf einem Infoabend klären können oder wollen. Vereinbaren Sie bei Bedarf zusätzlich Termine mit der Schulleitung, sprechen Sie offen über die Besonderheiten Ihres Kindes! Fragen Sie andere Eltern, wie sie und ihr Kind sich an der Schule aufgehoben fühlen. Gehen Sie auf die Sommerfeste, zu denen die Schulen zum Schnuppern einladen. Beobachten Sie, wie die Kinder sich verhalten, wie die Lehrer den Kindern zugewandt sind. Hospitieren Sie im Unterricht, um ein Gefühl für eine Schule zu bekommen.

Reformpädagogik

Viele Kinder mit einer AD(H)S benötigen eine starke Lenkung durch den Lehrer; der Schwerpunkt auf eigen gesteuertes Lernen sollte nicht zu stark sein. Bei besonderen pädagogischen Ansätzen, wie etwa Waldorf oder Montessori, kommt bei Eltern deshalb die begründete Frage auf, ob die Lerninhalte in der Schule für Kinder mit AD(H)S nicht zu „locker" vermittelt bzw. das Erwartete für das Kind nicht klar genug erkennbar ist.

Die Antworten auf diese Fragen werden von Schule zu Schule unterschiedlich aussehen und auch von der Schulleitung und letztendlich dem entsprechenden Lehrer abhängen. Viele Eltern haben mit ihren Kindern sehr gute Erfahrungen mit reformpädagogischen Ansätzen gemacht; insbesondere dort, wo der Leistungsdruck nicht im Fokus steht, sondern die Kreativität und Persönlichkeit des Einzelnen ausdrücklich berücksichtigt und gefördert wird. Anderen Eltern hingegen wurde an den betreffenden Schulen selber von einer Anmeldung vor dem Hintergrund der spezifischen AD(H)S-Problematik des Kindes abgeraten. Da hilft nur ein offenes Gespräch mit der Schulleitung, in der Sie die Besonderheiten Ihres Kindes schildern und – hoffentlich – eine ehrliche Antwort bekommen.

Umhören, mit anderen sprechen!

Tipps anderer betroffener Eltern sind auch bei der Schulwahl von unschätzbarem Wert. Wenn Sie in einer Selbsthilfegruppe für Eltern von betroffenen Kindern sind, werden Sie sicherlich schon früh die Ohren gespitzt haben, wenn von Schulen die Rede war. Machen Sie Ihr Anliegen ruhig zum Thema in der Gesprächsrunde!

Ganz wichtig ist, dass Sie mit den oben genannten Schritten vor der Schulwahl früh genug beginnen. Termine bei Fachleuten beispielsweise können schon mal einige Monate Vorlaufzeit haben!

➔ Eine Liste der Schulen in Köln finden Sie unter www.stadt-koeln.de und auf dem Kölner Bildungsserver unter: www.bildung-koeln.de

Infoabende und -tage der Schulen während der Anmelderunden entnehmen Sie in der entsprechenden Zeit der Tagespresse bzw. gehen Sie auf Nummer sicher und kontaktieren die Schulen direkt.

Integrativ arbeitende bzw. Förderschule bei AD(H)S?

Während viele Kinder mit einer AD(H)S oder einer Wahrnehmungsproblematik im Regelschulsystem bestehen, müssen manche Kinder andere Wege gehen, weil sie schwerer betroffen sind oder weil begleitende Probleme wie körperliche Beeinträchtigungen, eine starke Sehschwäche oder eine Sprachentwicklungsverzögerung im Vordergrund stehen. Bei ihnen wird der sogenannte Sonderpädagogische Förderbedarf festgestellt, und sie gehen entweder in eine der wenigen integrativen Klassen mit Gemeinsamem Unterricht von behinderten und nicht behinderten Kindern in Köln oder sind in den kleinen Klassen und mit der intensiven Begleitung einer Förderschule gut aufgehoben.

Für die allermeisten Eltern ist es eine sehr bittere Pille, ihr Kind mit AD(H)S auf eine Förderschule schicken zu müssen. Immerhin sind Förderschulen das schambesetzte, versteckte vierte Glied im angeblich dreigliedri-

Eltern-Tipp: Inklusion statt Aussonderung!

Blick in die Zukunft: In einer gerechten Welt wäre die im März 2009 von Deutschland endlich ratifizierte UN-Konvention über die Rechte behinderter Menschen Alltag, unter anderem das Recht auf „inklusive Bildung". Alle Kinder, nicht behinderte wie behinderte, könnten — wenn die Eltern es wollten — gemeinsam zur Schule gehen. Kein Kind würde mehr gegen den Willen seiner Familie auf eine Förderschule (früher: Sonderschule) „aussortiert". Und alle hätten etwas davon: Die behinderten Kinder lernten mehr, verkümmerten nicht unterfordert in wohlmeinenden Schonräumen. Die nicht behinderten Schüler lernten nicht nur soziales Engagement und Toleranz, sondern auch fachlich besser: In integrativen Klassen wird nachweislich das selbstständige Lernen erfolgreich gefördert.

Blick auf die Realität: Der Gemeinsame Unterricht von behinderten und nicht behinderten Kindern, wie integrative Klassen in Köln heißen, ist selten. Die Umsetzung des Konzeptes stagniert; Mittel werden weiter gekürzt. Nur 15 Prozent aller behinderten Kinder in Deutschland besuchen Regelschulen, nur 20 Prozent aller Förderschüler schaffen einen Hauptschulabschluss, lediglich 0,2 Prozent das Abitur. Die „Welt am Sonntag" bilanziert im Januar 2009: „Rund 15.000 behinderte Schüler in NRW gelten als stark unterfordert. Ihre Leistungsfähigkeit verkümmert, weil sie von Nichtbehinderten getrennt in Sonderschulen unterrichtet werden. Doch die Alternativen sind rar."

Unter die 15.000 behinderten Schüler in NRW fallen auch alle Kinder mit einer AD(H)S, die es auf der Regelschule nicht „packen", weil dort die Klassen zu groß und die Förderung zu klein ist. Viele dieser Kinder könnten am Unterricht in Regelschulen teilnehmen, wenn dort die Bedingungen besser wären — oder wenn es flächendeckend Gemeinsamen Unterricht gäbe.

→ Eine Initiative, die sich im Schulbereich für das Thema „inklusive Bildung" stark macht, ist die Bewegung „Eine Schule für Alle". Der Verein „mittendrin" setzt sich besonders für den gemeinsamen Unterricht von Behinderten und nicht behinderten Kindern in NRW ein. Infos unter www.eine-schule-fuer-alle.info

gen Schulsystem in Deutschland. Kein anderes Land in der Europäischen Union sondert so konsequent Kinder aus dem Regelschulsystem aus wie wir. Sogar vonseiten der Vereinten Nationen gab es daher schon Tadel für Deutschland!

Solange es aber keinen bedarfsdeckenden gemeinsamen Unterricht von behinderten und nicht behinderten Kindern gibt (und sich die Bedingungen im „normalen" Unterricht nicht verbessern), haben manche Eltern keine andere Wahl als diese bittere Pille zu schlucken.

Unser Tipp: Machen Sie das Beste daraus! Die gute Nachricht ist nämlich: Köln hat sehr gute Förderschulen mit überaus engagierten Lehrerinnen und Lehrern und viele von ihnen schaffen es, einen guten Teil der Kinder wieder früh ins Regelschulsystem „zurückzuführen", wie es im Amtsdeutsch heißt.

Förderschulen haben Vorteile

Förderschulen haben sehr kleine Klassen, besonders qualifizierte Lehrkräfte und spezielles Lehrmaterial, sodass es für einige Kinder mit AD(H)S ein Segen sein kann, auf einer solchen Schule zu lernen. Auch für die Eltern kann die Entlastung groß sein, wenn sie ihr Kind in qualifizierten Händen wissen. Es kann aber nicht schaden, auch hier als Eltern immer wieder präsent zu sein und – wenn es die Entwicklung des Kindes zulässt – kontinuierlich zu signalisieren, dass Sie und Ihr Kind das Ziel haben, mit Unterstützung der Schule den Schritt auf die Regelschule zu wagen. Ihr Kind fördern, aber auch fordern: Das sollten Sie nämlich zu Ihrer Devise machen und sich nicht ausruhen auf dem vermeintlichen „Full-Service" der Förderschule.

Immer wieder bekommen wir in der Selbsthilfegruppe das Feedback, dass Eltern von Kindern mit AD(H)S und einem deutlich erkennbaren zusätzlichen Handicap dankbar eine Förderschule wählen, die auf diese Problematik spezialisiert ist, also zum Beispiel eine Förderschule für Sprache oder eine für körperliche und motorische Entwicklung. Auch viele Eltern von Kindern, die in der Grundschule einen schlechten Start hatten und später in die Förderschule kamen, sind nach kurzer Zeit richtig begeistert, was ihr Kind dort für Fortschritte macht, Fortschritte, die auf einer Regelschule ganz unmöglich erschienen.

Eltern-Tipp: Wechsel kann entlasten!

„Uns wurde wegen der visuellen Wahrnehmungsstörung meiner Tochter nach vielem Hin und Her auf einer Förderschule ‚Sehen' ein Platz angeboten. Wir nahmen den Schulwechsel dankbar an. Zu diesem Zeitpunkt waren meine Kräfte so verbraucht, dass ich froh war, den Leistungsdruck von uns zu nehmen. Meine Tochter ist glücklich und geht wieder gerne in den Unterricht. Wir haben uns die Entscheidung nicht leicht gemacht, aber es ist zu Hause viel entspannter geworden. Für uns war der Wechsel der richtige Weg."

Mutter einer heute Elfjährigen mit einer Wahrnehmungsstörung

Förderschulen, die bei Eltern in Köln hoch im Kurs stehen, sind zum Beispiel die Förderschule Sprache am Marienplatz, die Schule Emotionale und Soziale Entwicklung Lindweiler Hof oder die Förderschule für Körperliche und Motorische Entwicklung in der Belvederestraße. Es gibt aber auch andere gute Förderschulen in Köln, an denen Kinder mit einer AD(H)S gefördert werden können.

Kontaktdaten der oben erwähnten Förderschulen sowie von einigen integrativ arbeitenden Grund- und Gesamtschulen in Köln finden Sie in Kapitel 3.1. Anlaufstellen in Köln von A bis Z unter dem Stichwort „Schulen".

→ Die Stadt informiert unter dem Stichwort „Förderschulen" auf ihrer Homepage www.stadt-koeln.de

Eine Liste der Förderschulen in Köln gibt es auf dem Kölner Bildungsserver unter www.bildung-koeln.de. Dort finden Sie auch Grund- und weiterführende Schulen mit Gemeinsamem Unterricht. Geben Sie „Gemeinsamer Unterricht" als Suche ein und durchsuchen Sie dann zusätzlich die Schulen-Datenbank am Ende der Seite nach dem gleichen Stichwort.

→ Über Förderschulformen, das Aufnahmeverfahren und über die Rechte der Eltern informiert die Broschüre „Sonderpädagogische Förderung in Nordrhein-Westfalen. Informationen für Eltern von Kindern mit Behinderungen." Sie gibt es zu bestellen oder als Download beim Ministerium für Schule und Weiterbildung in Nordrhein-Westfalen, Tel. (02 11) 58 67-40, www.schulministerium.nrw.de

Sonderpädagogischer Förderbedarf

Für einen Platz auf einer integrativen Grundschule, Förderschule oder integrativen Gesamtschule wird ein Verfahren zur Feststellung des sonderpädagogischen Förderbedarfs (AO-SF) eröffnet. Den Antrag stellen Sie oder die Regelschule, auf der Sie Ihr Kind angemeldet haben. Zum Verfahren gehört eine schulärztliche Untersuchung und ein Gutachten, das gemeinsam von einer Grundschullehrerin und einer Sonderpädagogin erstellt wird. Das Schulamt entscheidet letztlich, wo das Kind am besten gefördert werden kann.

In dieses Gutachten können vorangegangene Diagnosen und Berichte von Ärzten und Therapeuten Ihres Kindes einfließen. Legen Sie Kopien der wichtigsten Dokumente, vielleicht auch von Berichten, die Sie sich extra dafür haben schreiben lassen, bei der untersuchenden Ärztin und der Sonderpädagogin vor. Schildern Sie ihnen bzw. dem Schulamt schriftlich, warum Sie glauben, dass Ihr Kind auf der Wunschschule am besten aufgehoben sein wird. Sie sollten auch hier bestens vorbereitet sein, machen Sie sich zum Beispiel vor der schulärztlichen Untersuchung Stichpunkte über die wichtigsten Stationen in der Entwicklung Ihres Kindes.

Engagement bringt weiter!

Eltern, die für ihr Kind einen Platz mit sonderpädagogischer Förderung auf einer bestimmten Schule wollen, engagieren sich erfahrungsgemäß sehr. In den Monaten, die bis zur Fertigstellung des Gutachtens vergehen können, rufen sie sich durch regelmäßige Anrufe und Briefe immer wieder bei der jeweiligen Schulleitung der Wunschschule und u.a. beim Schulamt in Erinnerung. Natürlich sollte man den entsprechenden Stellen nicht auf die Nerven fallen, sondern nett, höflich und vor allem interessiert nachfragen. An Schnuppertagen und Schulfesten der ausgesuchten Schule lässt sich gut Kontakt zu Lehrern und Eltern zu knüpfen.

Falls Sie für Ihr Kind eine Teilnahme am Gemeinsamen Unterricht von behinderten und nicht behinderten Kindern wünschen, aber keine Regelschule finden, die schon integrativ arbeitet, sprechen Sie doch (evtl. gemeinsam mit einer abgebenden Förderschule als Rückendeckung) eine Schule Ihrer Wahl auf die Einrichtung eines integrativen Platzes für Ihr Kind an! Jede Regelschule hat prinzipiell das Recht, integrative Plätze anzubieten. Wir kennen – vorbildliche – Fälle, in denen Schulleitung und Kollegium einer Regelschule mit Unterstützung der Förderschule integrative Plätze für Schüler möglich gemacht haben – dies gilt für Grund- und weiterführende Schulen.

Zu wenige GU-Plätze in Köln

Leider ist viel Engagement noch keine Garantie dafür, dass es mit der Wunschschule auch klappt. Vor allem Eltern, die den Gemeinsamen Unterricht von behinderten und nicht behinderten Kindern (GU) für ihr Kind anstreben, werden allzu oft enttäuscht, da es in Köln einfach zu wenige Plätze gibt. Weil meist diejenigen zum Zuge kommen, die entweder im nahen Einzugsgebiet wohnen bzw. bereits eine integrative Einrichtung im Umfeld besucht haben, ziehen manche Familien sogar um und richten sich schon sehr früh auf die Schulentscheidung ein.

Machen Sie sich für alle Fälle schon einmal Gedanken, welche Förderschule für Ihr Kind infrage käme, falls es mit dem Gemeinsamen Unterricht an einer Regelschule nicht klappt. Nehmen Sie Kontakt zur

Problemkatalysator Schule

Die Schule ist für viele unserer Kinder der Dreh- und Angelpunkt ihrer Krise – und der unsrigen. Hier spitzt sich die schon wackelige Lage zu und manchmal muss man – früher oder später – schwere Entscheidungen treffen, damit das Alltagsleben tragbar bleibt. Eine Mutter berichtet:

„Ich war überglücklich, als wir endlich – kurz vor den Sommerferien – die schriftliche Zusage über den integrativen Schulplatz erhielten.

Der erste Schultag war sehr aufregend und von den herannahenden „Wolken" noch nichts zu erkennen. Bereits nach der ersten Schulwoche sagte meine Tochter aber, sie wolle nicht mehr in die Schule, und es wurde nach jedem Tag schlimmer. Nach vier Monaten ging sie morgens gar nicht mehr in die Klasse, stand weinend vor der Schule und bettelte, ich möge sie mit zur Arbeit nehmen oder wieder im Kindergarten anmelden.

Auch in der Klasse war es schwierig. Sie fiel jeden Tag vom Stuhl, konnte sich nicht konzentrieren, war sehr unruhig und unglücklich. Nach einer Krisensitzung mit der Therapeutin war klar: Wenn wir nichts unternehmen, würde das Kind auf dieser Schule voraussichtlich nicht mehr lange bleiben können. Sie war auf dem besten Weg, ein „Totalverweigerer" zu werden. Also entschloss ich mich schweren Herzens, es mit Medikamenten zu versuchen. Wie den meisten Eltern, die ich kenne, fiel mir das nicht leicht, ich hatte massive Zweifel. Aber: Ich hatte auch große Angst, dass meine Tochter auf eine andere Schule gehen muss, wenn ich nicht alles versuche.

Nach mehreren Untersuchungen und vielen schlaflosen Nächten kam der Tag, an dem ich die erste Tablette geben sollte. Ich werde nie das schlechte Gewissen vergessen, mit dem ich meiner Tochter ihre Medikation gab und sie in die Schule brachte.

Schon an dem Tag kam sie mir beim Abholen strahlend entgegen und sagte mir, dass sie endlich einmal im Unterricht sitzen bleiben und zuhören konnte. Bis sie auf die richtige Dosierung „eingestellt" war, verging noch etwas Zeit, aber ich bin davon überzeugt, dass es für meine Tochter der richtige Weg war. Auch die anfangs skeptischen Lehrer schwenkten angesichts der Erfolge um. Mit Medikament hat sie das erste Mal überhaupt die Möglichkeit zu lernen. Langsam zwar und mit viel Hilfe, aber sie lernt. Und: Sie ist nicht mehr unglücklich!"

Mutter einer heute Achtjährigen mit ADHS

Schulleitung auf und lassen Sie sich beraten. Vielleicht kann ja auch eine Sonderpädagogin Ihrer „Reserveschule" später am AOSF-Gutachten für Ihr Kind mitarbeiten.

→ Die Initiative **„Eine Schule für alle"** hat eine Broschüre für Eltern herausgegeben, die für ihr Kind einen Platz im Gemeinsamen Unterricht „erkämpfen" wollen. Die Publikation „Wo bitte geht's zur Integration? Wegweiser zum Gemeinsamen Unterricht von behinderten und nicht behinderten Kindern" ist als Download auf www.eine-schule-fuer-alle.info erhältlich oder als Broschüre bei: mittendrin e.V., Breibergstraße 33, 50939 Köln, (02 21) 61 42 49, info@eine-schule-fuer-alle.info; ab 2010 soll es auf der Internetseite eine Liste aller Schulen mit GU geben.

Kontaktdaten von einigen integrativ arbeitenden Grund- und Gesamtschulen in Köln finden Sie in Kapitel 3.1. Anlaufstellen in Köln von A bis Z unter dem Stichwort „Schulen".

Auf dem Kölner Bildungsserver (www.bildung-koeln.de) finden Sie weitere Grund- und weiterführende Schulen mit Gemeinsamem Unterricht. Geben Sie „Gemeinsamer Unterricht" als Suche ein und durchsuchen Sie dann zusätzlich die Schulen-Datenbank unten auf der Seite nach dem gleichen Stichwort.

Privatschulen

Wenn Eltern für ihre Sprösslinge mit AD(H)S auch Privatschulen in Erwägung ziehen, hat das mit Elitedenken meist nichts zu tun. Privatschulen punkten mit besonderen pädagogischen Konzepten und vor allem mit kleineren Klassen als das Regelschulsystem. Dabei bekommt der Schüler mit AD(H)S vielleicht genau die gezielte Ansprache, die seine Störung erfordert. Glücklich die Familien, die für einen solchen Fall die nötigen finanziellen Mittel haben; immerhin können Privatschulen monatlich bis zu 1.000 Euro kosten. Es gibt aber auch Eltern, die diesen Weg bewusst unter großem Verzicht gehen, um ihrem Kind mit AD(H)S einen soliden Schulabschluss zu ermöglichen. Im Raum Köln/Bonn gibt es allerdings nur eine Schule, die sich die Förderung von Kindern mit AD(H)S explizit auf die Fahnen geschrieben hat und darin langjährige Erfahrung besitzt.

Kontaktdaten der HEBO-Privatschule Bonn (www.hebo-schule.de), die auch regelmäßig kostenlose Veranstaltungen rund um das Thema AD(H)S anbietet, finden Sie in Kapitel 3.1. Anlaufstellen in Köln von A bis Z unter dem Stichwort „Schulen". Dort finden Sie weitere Privatschulen, die ausdrücklich auch Kinder mit einer AD(H)S aufnehmen.

Eltern-Tipp: Rechtlich gut beraten

Wohl nur die wenigsten von uns können sich für ihre Kinder eine Privatschule leisten. Unter bestimmten Voraussetzungen werden die Schulkosten für entsprechend anerkannte Schulen auf der Grundlage des Kinder- und Jugendhilfegesetzes (Sozialgesetzbuch VIII) erstattet. Hierzu müssen Sie einen Antrag beim Jugendamt stellen. Bislang ist die Durchsetzung erfahrungsgemäß noch mit einem harten Kampf verbunden; viele Eltern schalten dazu vom ersten Schritt an bereits einen Rechtsanwalt ein.

Auch in dem Fall, dass das Schulamt Ihrem Kind eine Schule zuweist, die Sie auf keinen Fall akzeptieren wollen, kann man sich rechtlich zur Wehr setzen.

Für Familien mit Kindern, die an einer AD(H)S leiden, kann deshalb eine gute Rechtschutzversicherung nützlich sein, die ausdrücklich auch bei Verwaltungsgerichtsverfahren und Schulangelegenheiten greift.

Schulalltag: Kleine und große Kämpfe

Auch wenn Ihnen der Weg zur richtigen Schule – und dann auch der Weg Ihres Kindes durch die Schule! – steinig und voller Hürden erscheint: Geben Sie nicht auf! Gehen Sie Ihren Weg! Auch für die Schulzeit gilt: Unterstützen Sie Ihr Kind mit allen Mitteln, die Ihnen zur Verfügung stehen, bleiben Sie im Dialog mit Lehrern und Therapeuten, fördern Sie deren Kommunikation untereinander.

Seien Sie positiv: Betrachten Sie den Lehrer als Team-Partner beim erfolgreichen Werdegang Ihres Kindes. Loben Sie auch mal den Lehrer/die Lehrerin, wenn etwas gut klappt! Bleiben Sie immer freundlich und sachlich: Vielleicht benötigen Sie ja eines Tages die konkrete Hilfe des Pädagogen beim Umsetzen einer Therapiemaßnahme im Schulalltag!

Wenn es mal nicht läuft

Wächst Ihnen das Management der Hausaufgaben über den Kopf, weil es täglich aufs Neue einen großen Kampf gibt? Tobt morgens beim Aufbrechen in Schule und Büro das Chaos im Flur? Gegen alltägliche Stresssituationen mit „AD(H)S-Kids" gibt es wirksame Strategien – kaufen Sie sich ein **Buch**, das Ihnen konkrete Tipps für den (Schul-) Alltag an die Hand gibt.

Einige Bücher, die mit konkreten Tipps im Alltag weiterhelfen, sind in Kapitel 3.2. Literatur zusammengestellt. Weitere Literatur finden Sie unter: www.zentrales-adhs-netz.de unter dem Menüpunkt „Für Betroffene".

Wenn das Schulleben ernsthaft aus dem Ruder läuft, hilft eine Vielzahl von Stellen in Köln weiter – holen Sie sich bei Bedarf professionelle Hilfe, zum Beispiel beim **Schulpsychologischen Dienst**, bei einer **Erziehungsberatungs-** oder einer anderen **Anlaufstelle. Der Internationale Bund** beispielsweise bietet für Jugendliche ab dem 8. Schuljahr bei Problemen während der Schullaufbahn und beim Übergang von Schule/Beruf Eltern- und Einzelfallberatung an.

Die Bezirksregierung Köln hat eine **„Fachberatung für AD(H)S"** ins Leben gerufen, die Lehrer fortbildet, Eltern berät, Hilfsmaßnahmen vorschlägt und bei Konflikten zwischen Familie und Schule vermittelt.

Sollte es also einmal in der Schule eskalieren, oder Sie wissen einfach keinen Rat mehr, wenden Sie sich an diese Stelle.

 Kontaktdaten zum Schulpsychologischen Dienst finden Sie in Kapitel 3.1. Anlaufstellen in Köln von A bis Z unter dem Stichwort „Stadt Köln/Schulpsychologischer Dienst".

Infos zu Erziehungsberatungsstellen finden Sie in Kapitel 2.3. Familie und Erziehung. Kontaktdaten einiger Erziehungs- und Familienberatungsstellen finden Sie in Kapitel 3.1. Anlaufstellen in Köln von A bis Z unter dem Stichwort „Erziehungs- und

Familienberatung". Weitere Angebote gibt es unter www.stadt-koeln.de/2/familie/rat-hilfe/01725/

Kontaktdaten des „Internationalen Bundes" und der „Fachberatung für AD(H)S der Bezirksregierung" finden Sie in Kapitel 3.1. Anlaufstellen in Köln von A bis Z unter dem Stichwort „Schule und AD(H)S".

→ Einen Überblick über andere Hilfsangebote bei AD(H)S in Köln, die auch bei Schulproblemen greifen, finden Sie in Kapitel 2.1. Diagnose und Therapie.

Eltern-Tipps zum Schulalltag

Manchmal hilft ein Wechsel

„Mein Sohn war erst auf einer anderen Grundschule. Hier war man nicht in der Lage, mit meinem Kind zu arbeiten. Sein Problem wurde ignoriert, bis es eskalierte. Es gab fast nur Anschuldigungen, die mich als ‚unfähige Mutter' leicht in eine Ecke drängten. Dann kam der Schulwechsel auf eine andere Grundschule. Hier erleben mein Sohn und ich nun wahre Wunder. Mit der richtigen Lehrerin und Einstellung kann man wirklich Berge versetzen!"

Mutter eines heute Achtjährigen mit ADHS

Nicht vergleichen!

„Vergleichen Sie Ihr Kind nicht mit anderen ‚Musterkindern', sondern sehen Sie die Einzigartigkeit Ihres Kindes, das ja auch sehr viele positive Eigenschaften hat, die leider vor lauter Stress übersehen werden. Wichtig ist: einen langen Atem haben, an das Kind glauben."

Mutter eines heute 19-Jährigen mit ADHS

Beziehung zum Kind entlasten!

„Versuchen Sie, Aufgaben abzugeben: Wenn man keine Großeltern hat (wie wir), zum Beispiel Hausaufgabenhilfe kommen lassen, um wieder einen Streitpunkt weniger zu haben. Von Fremden nehmen die Kinder lieber Hilfe an."

Mutter eines heute Zwölfjährigen mit ADHS

Überforderte Lehrer?

Eltern wissen es selbst am besten: Kinder mit AD(H)S sind anstrengend. Kein Wunder also, dass so mancher Lehrer, so manche Lehrerin mit dem Handling unserer Lieben überfordert ist. Wenige haben dazu das Rüstzeug: Fortbildungen zum Thema AD(H)S für Lehrer und Erzieher sind leider noch Mangelware, geschweige denn fester Bestandteil von Ausbildung oder Studium. Dabei gibt es einige einfache Grundregeln, die den Schulalltag für alle erleichtern können. Wer weiß, vielleicht können Sie diese ja einmal mit dem Lehrer Ihres Kindes besprechen?

→ **Weitere Tipps für Pädagogen**

- im e-Shop/Verlag des ADHS Deutschland e.V. unter www.adhs-deutschland.de (zum Beispiel „Interventionstabelle für Lehrerinnen und Lehrer im Umgang mit AD(H)S-Kindern im schulischen Alltag", 1,50 Euro),

- www.adhs.ch unter dem Menüpunkt „Schule",

- www.adhsnetz-koeln.de unter FAQ/Was können Lehrer tun?,

- Literatur und Hinweise für Lehrerinnen und Lehrer hat das zentrale adhs-netz unter dem Menüpunkt „Für Pädagogen" zusammengestellt (www.zentrales-adhs-netz.de).

Goldene Regeln für Lehrer von Schülern mit AD(H)S

1.
Klare **Strukturen** schaffen und eindeutige Anweisungen geben.

2.
Grundregeln vereinbaren und bei diesen auf konsequente Einhaltung achten.

3.
Das Kind in seiner Besonderheit **akzeptieren** und sich um eine gute Beziehung bemühen.

4.
Innerhalb einer festen Struktur und wiederkehrenden Routinen einen spannenden und **abwechslungsreichen Unterricht** gestalten.

5.
Mit den Eltern des Kindes **Kontakt** halten, aber nicht erwarten, dass sie das Kind „fernsteuern" können. In der Schule mit der Situation klarzukommen, ist Sache des Lehrers.

6.
Keine Schuldzuweisungen, wenn es mal nicht klappt!

7.
Das **Blickfeld** des Kindes sollte in Richtung Lehrerpult, aber keinesfalls mit dem Rücken zur Klasse sein. Es wird sonst unentwegt die Versuchung verspüren, sich herumzudrehen (Reizoffenheit). Bei Geräuschen etc. muss es die Möglichkeit haben, die

Ursache zu checken, sollte sich dann aber gleich wieder dem Stoff zuwenden.

8.
Bitte **keine Gruppentische**. Das Kind wäre wegen seiner Ablenkbarkeit damit überfordert.

9.
Das Kind freundlich, ruhig, aber bestimmt ansprechen, **Augenkontakt** aufnehmen, evtl. Körperkontakt (zum Beispiel Schulter berühren).

10.
Anweisungen und Vereinbarungen **geduldig**, deutlich und mit Nachdruck wiederholen. Dabei keinesfalls genervt oder verärgert reagieren. Denken Sie daran, dieses Kind kann wirklich nichts dafür, wenn es eine „Extraeinladung" benötigt.

11.
Dem Kind **helfen, sich zu organisieren** (Hausaufgabenheft führen lassen und kontrollieren, schrittweises Vorgehen bei längeren Aufgaben einüben).

12.
Die **positiven Eigenschaften** des Kindes finden und nutzen (Kreativität, Hilfsbereitschaft).

13.
Das **Selbstwertgefühl stärken** und nicht noch mehr herabsetzen (damit haben die Kinder bereits ihr ganzes Leben lang zu kämpfen).

14.
Auf das schauen, was klappt, und **loben**. Diese Kinder werden so oft verbessert und berichtigt, dass Lob manchmal wahre Wunder wirkt.

15.
Evtl. **Punktepläne** (positive Verstärker) einsetzen. Beispiel: „Wenn Du in dieser Stunde sitzen bleibst und nicht aufstehst, erhältst Du einen Punkt – bei zehn Punkten gibt es eine kleine Belohnung."

➔ Die Vorlage für einen Punkteplan finden Sie im Anhang dieses Führers.

16.
Kleine **Bewegungseinheiten** sind für Kinder mit einer AD(H)S ein Segen. Da es diesen Kindern sehr oft schwer fällt, länger still zu sitzen, sollten sie Gelegenheit haben, bei vermehrter Unruhe zum Beispiel die Tafel zu säubern oder eine Runde über den Pausenhof zu laufen. Danach fällt der Unterricht gleich viel leichter. Oder es gibt für alle Kinder eine kleine Bewegungseinheit im Unterricht. Auch nicht betroffene Kinder reagieren darauf durchaus positiv und meist sogar mit höherer Leistungsbereitschaft.

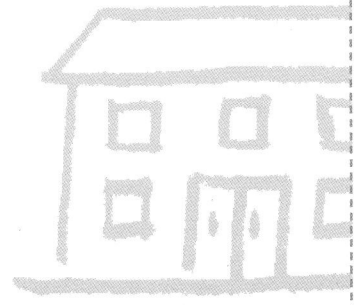

2.3. Familie und Erziehung

Im Forum einer Tageszeitung schrieb kürzlich ein Teilnehmer, die Ursache von AD(H)S sei ja wohl sofort am Namen erkennbar; hieße es etwa nicht Aufmerksamkeitsdefizitstörung? Na also! Eindeutig hätten daran die Eltern Schuld, die ihren Kindern nicht genug Aufmerksamkeit schenkten.

Das Vorurteil, „schlechte Erziehung" sei der Grund für eine Aufmerksamkeitsdefizit-/Hyperaktivitätsstörung, findet man immer noch, glücklicherweise aber deutlich seltener als noch vor ein paar Jahren. Obwohl inzwischen andere Ursachen für eine AD(H)S ausgemacht sind (s. Kapitel 1.1. Was ist AD(H)S?), stehen Familien mit betroffenen Kindern in einem besonderen Spannungsverhältnis.

Familien unter Druck

Familien, die mit einer AD(H)S konfrontiert sind, sind einer besonderen Belastung ausgesetzt. Das Leben mit einem betroffenen Kind kann ungeheuer anstrengend und aufreibend sein und treibt Eltern, Geschwister, Großeltern nicht selten an die Grenzen ihrer physischen und psychischen Belastbarkeit. Eine Untersuchung an der Universität von New York – Buffalo kommt beispielsweise zu dem Schluss, dass Ehen in Familien mit jungen „AD(H)S-Kindern" (bis acht Jahre) doppelt so häufig geschieden werden wie Ehen in vergleichbaren Familien mit gesunden Kindern. Eltern von Kindern mit einer AD(H)S sind in ihrer Beziehung unzufriedener und streiten sich häufiger, besonders dann, wenn ihr Kind zusätzlich zu den Aufmerksamkeitsdefiziten noch Verhaltensprobleme zeigt.

Viele „AD(H)S-Familien" haben es also „schwerer" als andere Familien. Gleichzeitig entscheiden aber gerade der Rückhalt und die Qualität der Interaktion in der Familie darüber mit, ob ein an der Störung leidendes Kind eine gute oder schlechte Entwicklung macht.

Eltern mit „AD(H)S-Kindern" benötigen deshalb besondere Hilfestellung, wenn sie richtig mit ihren „Hypies" oder „Träumerlis" umgehen wollen. Die multimodale Therapie bei AD(H)S berücksichtigt dies, indem Hilfsangebote für Eltern als elementare Bausteine des Therapieplanes vorgesehen sind (s. Kapitel 1.2. Wie wird AD(H)S behandelt?).

Ganz wichtig für jede Therapie ist außerdem, dass das oft belastete Eltern-Kind-Verhältnis wieder auf eine gute Basis gestellt wird.

Hierfür gibt es in Köln eine Reihe von Anlaufstellen.

Elterntrainings im therapeutischen Rahmen

Ob PEP oder THOP, viele Kliniken, Therapiezentren und Praxen in Köln bieten im Rahmen ihrer Behandlung von AD(H)S neben der Aufklärung und Beratung der Eltern bei Bedarf verhaltenstherapeutische Programme an. Diese unterstützen die Eltern im familiären Alltag beim Umgang mit ihren Kindern. Hier lernen Eltern und Erziehungsberechtigte, wie sie die Verhaltensauffälligkeiten ihres Kindes durch gezielte Maßnahmen mindern können.

Die Wirksamkeit von Elterntrainings ist in Studien nachgewiesen worden. Wenn die Eltern im Umgang mit ihrem Kind Erziehungskompetenz zeigen, so entspannt dies nicht nur die häusliche Situation, sondern reduziert auch die Symptomatik des von AD(H)S betroffenen Kindes bzw. wirkt vorbeugend gegen eine stärkere Ausprägung der Krankheitszeichen.

Eltern-Tipps zum Familienleben mit AD(H)S

„Nie aufgeben! Es sind tolle Kinder, für die es sich lohnt zu arbeiten und zu kämpfen. Positive Eigenschaften hervorheben. Loben, loben, loben für jedes ,klitzekleine' Puzzleteil des Lebens, das klappt! Nach ,Plan' leben, Rituale einführen – das gibt Sicherheit und Geborgenheit. Mit dem Partner vorher abstimmen, nicht, wenn das Kind dabei ist. Es ist sehr viel Arbeit und kostet sehr viel Kraft, aber es lohnt sich!"

Mutter eines 13-jährigen Jungen mit ADHS

„Geduld, Geduld, Geduld! Nicht vergessen, das Kind in allem, was es tut, positiv zu bestärken. Immer mal wieder versuchen, einen Vertrauensvorschuss zu geben. Statt immer nur zu sagen/denken: ,Das letzte Mal hast du's ja auch vergessen', besser: ,Das schaffst du!' Und – last, but not least – Vorwürfe/Unverständnis von außen möglichst an sich abprallen lassen. Jedes Kind ist anders/einzigartig – und alle Eltern müssen ihren Weg alleine finden. Und wenn man glaubt, auf dem richtigen zu sein: nicht durch andere davon abbringen lassen."

Mutter eines elfjährigen Jungen mit ADS

„Mit den Kindern zu fühlen, sich in sie hineinzuversetzen, ohne sich emotional in den Problemen zu verlieren, ist ein schwerer Balanceakt. Nur wenn ich selbst immer wieder Abstand nehme, kann ich mein Kind entlasten, ihm helfen. Gebetsmühlenartige Selbstübung: Konzentrieren auf die Stärken!!"

Mutter eines achtjährigen Jungen mit ADHS

In der Kinder- und Jugendpsychiatrie der Uniklinik Köln ist sogar die stationäre Aufnahme von Kindern im Alter von drei bis neun Jahren gemeinsam mit ihrer Mutter bzw. ihrem Vater zur Behandlung von Interaktions- und Verhaltensstörungen in einer eigenen Eltern-Kind-Einheit möglich.

Mehr darüber finden Sie in Kapitel 2.1. Diagnose und Therapie bei der Vorstellung der einzelnen Institutionen und in Kapitel 3.1. Anlaufstellen in Köln von A bis Z unter dem Stichwort „AD(H)S-Trainings".

Erziehungs- und Familienberatung

Unterstützung außerhalb des regulären Therapierahmens leisten Erziehungs- und Familienberatungsstellen. Ob es um Verhaltens- und Leistungsprobleme, emotionale Fehlentwicklungen, Umgang mit Medien, Freizeit oder schulische Themen geht, hier gibt es Information und psychologische Beratung für Erwachsene, Jugendliche und Kinder rund um den Bereich Familie, Erziehung und Partnerschaft. Die Fachkräfte mit pädagogischer und psychologischer Ausbildung, die dort arbeiten, können bei Unsicherheiten in der Erziehung und Entwicklung von Kindern und Jugendlichen weiterhelfen und bei persönlichen und familiären Krisen und Konfliktsituationen unterstützen.

In Einzel-, Paar- oder Familiengesprächen finden Sie hier Unterstützung und Hilfe. Eine Beratungsstelle kann jeder aufsuchen, unabhängig von Religion, Weltanschauung und Nationalität.

Informationsgespräche, Beratungen und Maßnahmen erfolgen auf freiwilliger Basis und sind kostenfrei. Die Mitarbeiterinnen und Mitarbeiter der Beratungsstellen stehen im Rahmen der gesetzlichen Bestimmungen unter Schweigepflicht.

Die **Familienberatung der Stadt Köln** engagiert sich im ADHS-Kompetenznetzwerk Köln und berät Eltern, Jugendliche und junge Erwachsene zu allen Themen rund um AD(H)S. Hier werden auch kostenlose Trainings für Eltern von Drei- bis Elfjährigen angeboten und weitere Anlaufstellen und Hilfen des Kompetenznetzwerkes vermittelt.

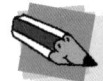

Eltern-Tipp: Empfehlungen für den Alltag

Fragen Sie die Therapeuten Ihres Kindes, wie sie Ihnen mit konkreten Ratschlägen für zu Hause zur Seite stehen können. Beispiel: Sowohl die Psychotherapeutin als auch die Ergotherapeutin der Tochter eines Mitglieds unserer Selbsthilfegruppe haben die Familie zu Hause besucht, nachdem die Mutter sie gebeten hatte, sich einmal die Wohnung und speziell das Kinderzimmer in Bezug auf Reizquellen etc. anzuschauen. Dabei konnten sie auch das Zusammenspiel von Eltern und Tochter im Alltag beobachten und daraus wertvolle Hinweise für die Therapie ziehen.

Die Familienberatung der Stadt Köln und einige andere Erziehungs- und Familienberatungsstellen finden Sie in Kapitel 3.1. Anlaufstellen in Köln von A bis Z unter dem Stichwort „Erziehungs- und Familienberatung". Weitere Angebote gibt es unter www.stadt-koeln.de/2/familie/rat-hilfe/01725/

Schneller Rat über Hotline und Internet

Wer in der Familie auf dem Zahnfleisch geht und schnell einen Rat braucht oder sich einfach nur aussprechen will, kann auch folgende Nummer wählen:

Elterntelefon des Kinderschutzbundes (0 800) 111 0 550 (kostenfrei, vertraulich und anonym), bundesweit aus dem Festnetz und mobil: Mo.-Mi. 9:00-11:00 Uhr,
Di.- Do. 17:00-19:00 Uhr.
Zusätzlich in Köln über das Festnetz:
Mo.-Fr. 9:00-13:00 und
15:00-17:00 Uhr,
Di. und Do. bis 19:00 Uhr.

Die Bundeskonferenz für Erziehungsberatung bietet unter www.bke-beratung.de eine kostenfreie und anonyme **Online-Beratung zu Erziehungsfragen** an. Hier gibt es auch eine Online-Beratung für Jugendliche!

Allgemeine Infos rund um Kinder und Erziehung, einschließlich AD(H)S, gibt es im **Familienhandbuch** des Münchener Staatsinstituts für Frühpädagogik unter www.familienhandbuch.de

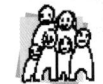

Kinder- und Jugendhilfe

Wenn weiter gehende Hilfen in der Familie notwendig sind, sei es, weil die Eltern überfordert sind oder das Kind besonders viel Unterstützung auch im familiären Rahmen benötigt, kann das Amt für Kinder, Jugend und Familie der Stadt Köln weiterhelfen. Es vermittelt auch Leistungen der Träger der Kinder- und Jugendhilfe, die eine Fülle von Hilfen anbieten, von der ambulanten Erziehungshilfe über Schulbegleitung bis hin zu betreuten Tages- oder Wohngruppen.

Kontaktdaten des Amtes für Kinder, Jugend und Familie gibt es in Kapitel 3.1. Anlaufstellen in Köln von A bis Z unter dem Stichwort „Stadt Köln/Jugendamt". Einige Träger der Kinder- und Jugendhilfe, die in Köln Hilfsmaßnahmen umsetzen, sind in Kapitel 3.1. Anlaufstellen in Köln von A bis Z unter dem Stichwort „Träger der Kinder- und Jugendhilfe" aufgeführt.

Erziehungskurse für Eltern

Wenn die Familiensituation noch nicht allzu brenzlig ist, Eltern aber gerne einfach sicherer im Umgang mit ihrem Kind werden möchten, bieten sich vielleicht Erziehungskurse oder -trainings außerhalb eines therapeutischen Rahmens an. Sie richten sich an alle Eltern, nicht nur an Familien mit „Therapie-Kindern".

Erziehungskurse für Eltern gibt es noch nicht allzu lange in Deutschland. Während einige Kurse inkl. Material mehrere Hundert Euro kosten können, ist zum Beispiel der rechts genannte Elternkurs „Starke Eltern – Starke Kinder" auch für kleine Geldbeutel erschwinglich. Allen ist gemeinsam, dass sie Gewalt in der Erziehung vorbeugen, ein positives Klima in der Familie fördern und den Eltern Mittel und Wege aufzeigen wollen, liebevoll, aber konsequent Grenzen zu setzen.

Triple P („Positive Parenting Program") kommt ursprünglich aus Australien. Der Elternkurs wird von lizenzierten Trainern angeboten und umfasst vier Gruppensitzungen sowie vier 20-minütige telefonische Beratungsgespräche. Es gibt inzwischen auch Einzelberatungen und ein TEEN-Gruppentraining für Eltern mit älteren Kindern.

→ Information und Anbieter unter www. triplep.de

STEP („Systematic Training for Effective Parenting") wurde in den USA entwickelt. Der Kurs beinhaltet zehn wöchentlich stattfindende Sitzungen bei zertifizierten Trainern. Auch hier werden alle Altersgruppen abgedeckt.

Information und Anbieter unter www.instep-online.de; ein Anbieter in Köln ist zum Beispiel das Elternbildungswerk Neubrück. Infos: www.eb-neubrueck.de; Kontaktdaten in Kapitel 3.1. Anlaufstellen in Köln von A bis Z unter dem Stichwort „Familienbildungseinrichtungen".

Starke Eltern – Starke Kinder heißt der Elternkurs des Deutschen Kinderschutzbundes. Er ist der am meisten verbreitete „Eltern-Workshop" in Deutschland. Der Kurs dauert zehn bis zwölf Abende und ist unabhängig vom Alter des Kindes. Anbieter in Köln sind das Katholische Bildungswerk Köln, die Evangelische Familienbildungsstätte Köln, die FamilienForen und das Bildungswerk für muslimische Frauen und Familien.

Information zum Kurskonzept unter www.sesk.de; Infos und Termine der Anbieter: www.bildungswerk-koeln.de; www.fbs-koeln.org; www.familienbildung-koeln.de; www.bfmf-koeln.de

Kontaktdaten der Anbieter in Kapitel 3.1. Anlaufstellen in Köln von A bis Z unter dem Stichwort „Familienbildungseinrichtungen".

Eltern-Tipp: Verbringen Sie jeden Tag positive Spielzeit mit Ihrem Kind!

Diese Goldene Regel im Umgang mit „AD(H)S-Kindern" ist gar nicht so einfach umzusetzen. Manche Kinder wollen nicht vorgelesen bekommen oder jeden Tag Lego bauen. Viele sind so unruhig, dass sie gar nicht lange still sitzen können. Da ist auch die Geduld von Mama oder Papa schnell erschöpft – und die guten Vorsätze sind dahin.

Eine Mutter in unserer Gruppe hat aus der Not eine Tugend gemacht und die „Spielzeit" mit Übungen aus der Ergotherapie verbunden. Mit einem Ratgeber bewaffnet (einer ist zum Beispiel „Geschickte Hände. Feinmotorische Übungen für Kinder in spielerischer Form", s. Kapitel 3.2. Literatur), hat sie einfach für jeden Tag eine kleine „Aktion" erfunden (besonders unsere „Hypies" lieben ja Programm!). Bäume malen, Nägel in ein Brett hämmern, Perlen auffädeln, Bohnen rieseln oder Murmeln flitschen lassen – das Kind war begeistert, die Mutter beschäftigt, die Ergotherapeutin zufrieden. So sind viele verregnete und kalte Nachmittage halbwegs friedvoll verlaufen, und eine kleine Kunstwerksammlung entstand noch dazu! Insbesondere für jüngere Kinder zu empfehlen.

Spielgruppen, Väterkurse, Vorträge & Co.

Die Familienbildungsstätten und Bildungswerke in Köln sind eine unerschöpfliche Quelle der Informations- und Kontaktmöglichkeiten für alle Familien. Für kleines Geld werden hier Spiel- und Turngruppen für Pänz, Kochkurse für Väter und ihre Kinder bis hin zu Ferienfreizeiten und Fachvorträgen (auch über AD(H)S!) angeboten, also fast alles, was Spaß macht, Wissen bringt und den Familienzusammenhalt fördert – und dazu noch mitten im „Veedel". Hier werden auch Kurse angeboten, die Eltern in ihrer Erziehungskompetenz stärken (s. Erziehungskurse für Eltern oben). Mütter und Väter können zusammen oder getrennt Kontakte zu Gleichgesinnten knüpfen und Freundschaften schließen. Kinder wiederum können von klein auf in den Kursen bei Spiel und Spaß mit anderen Kindern ihre Sozialkompetenz ausbauen.

Informationen und Kursprogramme der Familienbildungsstätten und Bildungswerke in Köln unter: www.bildungswerk-koeln.de; www.fbs-koeln.org; www.familienbildung-koeln.de; www.bfmf-koeln.de Kontaktdaten finden Sie in Kapitel 3.1. Anlaufstellen in Köln von A bis Z unter dem Stichwort „Familienbildungseinrichtungen".

FuN – Familie und Nachbarschaft – heißt ein relativ neues Projekt der Familienbildung in Köln, das in Familienzentren, Kindertagesstätten und Grundschulen angeboten wird. Es richtet sich an alle Familien in Köln. In einem achtwöchigen, intensiven Miteinander üben sich Erwachsene mit ihren Kindern spielerisch in Kommunikation, Wahrnehmung und Kooperation. Außerdem haben Eltern Gelegenheit, sich über Fragen, die sie selbst beschäftigen, auszutauschen. In sechs weiteren Treffen können die Familien die neuen Erfahrungen zunehmend selbstorganisiert vertiefen.

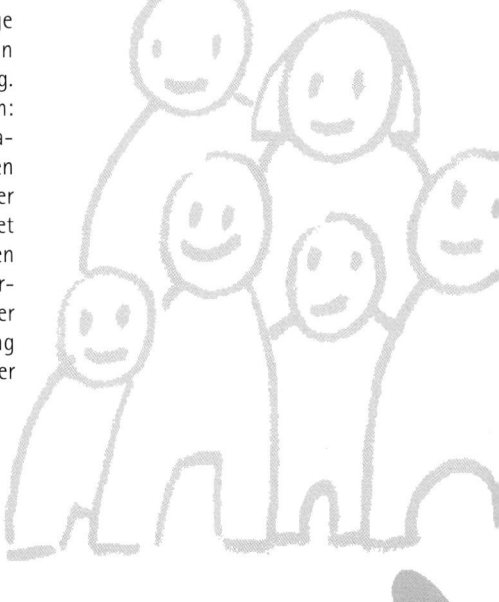Information über FuN unter www.
praepaed.de/funfamilie.html; wo und wann
das Projekt in Köln gerade läuft, erfahren
Sie zum Beispiel bei der Evangelischen
Familienbildungsstätte Köln und beim
Bildungswerk für muslimische Frauen und
Familien. Kontaktdaten finden Sie in
Kapitel 3.1. Anlaufstellen in Köln von A bis
Z unter dem Stichwort „Familienbildungs-
einrichtungen".

Integrative Angebote für Familien

Vielleicht fühlen Sie sich mit Ihrem Kind in
Spielkreisen oder anderen Gruppen (noch)
nicht wohl oder sicher genug, weil es wilder
oder verträumter ist als andere oder einfach
nicht so gut klar kommt mit anderen Kindern. Dann versuchen Sie es doch mit einem
integrativen Angebot, wo Kinder mit und
ohne Handicap voneinander lernen und eine
besondere Toleranz untereinander herrscht.

Im **Jugendhaus Sürth** beispielsweise sind
behinderte und nicht behinderte Kinder und
Jugendliche von sechs bis 18 Jahren gleichermaßen willkommen. Über 200 junge
Menschen besuchen es jede Woche. Circa ein
Drittel davon lebt mit einer Behinderung.
Hier verbringen sie ihre Freizeit gemeinsam:
töpfern und kochen, musizieren und fotogra-
fieren, diskutieren und spielen Billard, gehen
auf Reisen oder in die Fußballgruppe. Träger
ist der Verein „miteinander leben". Er bietet
auch Eltern-Kind-Gruppen und Spielgruppen
an und betreibt eine integrative Kindertagesstätte. Mehrere Familien in unserer
Selbsthilfegruppe haben die Erfahrung
gemacht, dass hier auch Kinder mit einer
AD(H)S willkommen sind.

Infos unter www.miteinander-
leben.com; Kontaktdaten finden Sie in
Kapitel 3.1. Anlaufstellen in Köln von A bis
Z unter dem Stichwort „Integrative Freizeiteinrichtungen".

Angebote für Familien finden Sie auch in den
Zeitschriften „**Familienblick Köln**" (www.
familienblick.de), „**kidsgo**" (www.kidsgo.de)
und „**Känguru**" (www.kaenguru-online.de),
die kostenlos in Arztpraxen, Bürgerzentren
und an vielen anderen Orten ausliegen.

→ Weitere Freizeittipps gibt es in Kapitel
2.4. Freunde, Freizeit und Medien.

Goldene Regeln im Umgang mit AD(H)S in der Familie

Feste Regeln und klare Strukturen schaffen!

Alle Kinder brauchen Grenzen, unsere umso mehr. Kinder, die an einer AD(H)S leiden, können sich nicht gut selbst steuern, sie benötigen besondere Lenkung von außen. Feste Zeiten (für das Aufstehen, für Mahlzeiten, fürs Ins-Bett-gehen und zum Hausaufgaben machen) geben Halt. Berechenbare Abläufe im Alltag (erst die Schuhe anziehen, dann die Jacke, danach den Ranzen aufsetzen) helfen reizoffenen Kindern, Chaos zu vermeiden.

Älteren Kindern helfen Wochenpläne, auf denen zum Beispiel ihre Haushaltspflichten, Nachmittagstermine etc. verzeichnet sind. Hausaufgabenhefte und später Organizer (ob altmodische Kalender oder digital) sind ein absolutes Muss!

Klare Strukturen sollten sich auch im (Kinder-)Zimmer widerspiegeln. Eine nachvollziehbare Ordnung (die rote Kiste für die Legos, die blaue für Stifte, der Korb für die Stofftiere; leerer Schreibtisch zum Hausaufgaben machen etc.), die regelmäßig wiederhergestellt wird (anfangs tägliches Aufräumen; bei älteren Kindern wöchentlich), hilft, Reize zu mindern.

Rituale leben!

Versüßen Sie die Strukturen mit Ritualen. Das tägliche Mittag- oder Abendessen in der Familie, bei dem jeder von seinem Tag erzählt. Abends das gleiche Schlaflied singen, noch mit Mama kuscheln, eine Vorlese-Geschichte genießen, zusammen den Tag besprechen (Was war schön? Was war doof?), beten – es gibt unzählige Möglichkeiten, kleine wiederkehrende Momente in den Alltag einzubauen. Sie signalisieren einem unruhigen und/oder unaufmerksamen Kind: Hier bist Du sicher; Du kannst Dich auf uns verlassen.

Konsequent sein und zwar sofort!

Backen Sie kleine Brötchen: Stellen Sie wenige Regeln auf, die Sie aber konsequent und zeitnah durchsetzen. Konzentrieren Sie sich auf das Verhalten, das Sie momentan am meisten stört. Ziehen Sie bei Regelbrüchen sofort die Konsequenz („Leider darfst Du Deinen Nachtisch nicht zu Ende essen, Du bist nun dreimal während des Essens aufgestanden." „Du bist gestern zu spät heimgekommen. Heute bleibst Du zu Hause.") Ganz wichtig: LASSEN SIE SICH NICHT RUMKRIEGEN! Achten Sie auch bei sich darauf, dass Sie Regeln zu allen Zeiten und an allen Orten gleich durchsetzen.

Klare Ansagen machen!

Erklären Sie nicht zu viel, diskutieren Sie nicht zu lange, obwohl Ihr Kind das sicherlich gerne tun würde! Geben Sie freundliche, aber klare Anweisungen.

Loben, loben, loben!

Versuchen Sie Ihr Kind zu loben, wo es nur geht. Für erwünschte Verhaltensweisen, die für andere Kinder vielleicht selbstverständlich sind, für eingehaltene Regeln, für zehn Fehler statt vorher 20 Fehlern im Diktat. Geben Sie das Feedback so direkt wie möglich.

Achten Sie auf Ihre Sprache und Ihren Gesichtsausdruck. Wer ständig mit einer missbilligenden Miene und Sprüchen wie „Du bist immer ...", „Nie machst Du ..." konfrontiert wird, hat Schwierigkeiten ein positives Selbstbild zu entwickeln. Ihr Kind hat viele positive Seiten: Versuchen Sie, seine Stärken zu sehen und helfen Sie ihm, sie auszubauen!

Stresssituationen vorbeugen!

Nehmen Sie genug Spielzeug und (gesunde) Knabbereien mit auf das anstrengende Familienfest. Sorgen Sie für Bewegung, wenn Ihr Kind unruhig wird. Lassen Sie Ihr Schulkind abends (nicht morgens, wenn alle angespannt sind!) den Ranzen packen. Nehmen Sie Bücher oder Malsachen mit ins Restaurant. Die meisten (wohlbekannten!) Stresssituationen lassen sich mit Voraussicht entschärfen. Sprechen Sie mit Ihrem Kind die wichtigsten (drei) Regeln durch, bevor Sie in eine stressbeladene Situation (den Supermarkt, die Spielgruppe, das Familienfest) „eintauchen". Meiden Sie notfalls bestimmte Situationen ganz, bis Ihr Kind etwas älter und ansprechbarer ist!

Rückhalt geben!

Zeigen Sie Ihrem Kind, dass Sie es lieben. Das ist manchmal leichter gesagt als getan, aber es ist wichtig, besonders wenn Ihr Kind bei Gleichaltrigen und in der Schule öfter aneckt. Wo sonst als in der Familie können unsere Kinder positive Gefühle auftanken und den täglichen Frust ausgleichen? Helfen können ritualisierte, tägliche Spiel- oder Lesezeiten von 20-30 Minuten, in denen Eltern und Kind ihre positive Beziehung (wieder)entdecken. Auch kurzer Körperkontakt verbindet: Die Hand auf die Schulter legen, ein Kuss auf den Hinterkopf, ein Schulterklopfen.

Wenn doch einmal die Emotionen hochkochen, hilft es vielen von uns, sich einfach immer wieder klar zu machen: Mein Kind hat ein Handicap, es KANN nicht, auch wenn es vielleicht wollte. Sorgen Sie für Distanz in angespannten Situationen: umdrehen, durchatmen, bis zehn zählen – wir kennen eine Mutter, die über Wochen die Marseillaise (französische Nationalhymne) gesummt hat, wenn sie mal wieder um Fassung gerungen hat!

Kommunikationskanäle offen halten!

Besonders für ältere Kinder und Jugendliche gilt: Bleiben Sie im Dialog. Signalisieren Sie, dass Sie immer ein offenes Ohr haben für die Sorgen und Nöte des Heranwachsenden. Auch wenn der oder die gerade „keinen Bock" hat zu reden.

Vergessen Sie sich selbst nicht!

Nobody is perfect – verlangen Sie nicht zu viel von sich und Ihrem Kind. Freuen Sie sich über kleine Erfolge und Schritte vorwärts. Und: Vergessen Sie nicht, Ihr Kraft-Reservoir aufzutanken und sich emotionale Unterstützung zu holen. Ob Sport, Literaturkreis oder Selbsthilfegruppe: Sie können Ihrem Kind nur helfen, wenn Sie Ihre Batterien regelmäßig aufladen und eigenen Interessen nachgehen (s. dazu Kapitel 2.5. Stressabbau und Selbsthilfe für Eltern).

Bücher, die Tipps zum alltäglichen Umgang mit AD(H)S in der Familie enthalten, finden Sie in Kapitel 3.2. Literatur.

Eltern-Tipp: Von Eieruhren und Punkteplänen

Wenn es einen „Oscar" für AD(H)S-Erziehungshilfen gäbe, hätten wir es schwer, uns zwischen Eieruhren oder Punkteplänen zu entscheiden.

Das Klingeln von Wecker oder Eieruhr hilft oft, wo hundert Ermahnungen nichts gebracht haben. Klare Ansage machen („Du hast fünf Minuten Zeit, die Perlen einzusammeln; das Rechenpäckchen zu Ende zu machen; den Tisch zu decken — dann piept die Uhr"), Wecker/Eieruhr stellen, das Zimmer verlassen. Überschaubare Zeiteinheiten helfen unseren Kindern sehr, ihre Aufgaben zu erledigen.

Für schwierigere Vorhaben (Morgens ohne zu trödeln in die Schule gehen! Hausaufgaben ohne Schreien und Toben erledigen! Die Figuren beim Mensch-Ärger-Dich-Nicht-Spiel nicht durchs Zimmer pfeffern!) helfen sogenannte Token- oder Punktepläne, die mit positiven Verstärkern arbeiten. Statt ausgeschimpft und bestraft zu werden, dürfen die Kinder in einen Wochenplan jedes Mal Smileys malen oder kleben, wenn sie eine Aufgabe gut erledigt bzw. ein unerwünschtes Verhalten nicht gezeigt haben. Am Ende der vereinbarten Zeit, wenn genug Smileys (Fußball-Aufkleber, Pferdebilder …) in einer Reihe stehen, gibt es eine kleine Belohnung. Das kann für Jüngere vielleicht Extra-Vorlese- oder Spiel-Zeit mit Mama, Papa, Oma sein. Bei Älteren zieht eher etwas vom Kiosk oder ein Buch. Wir sind selber immer wieder überrascht, wie gut das funktioniert. Meist automatisiert sich das Verhalten rasch, und man kann den Punkteplan bis zum nächsten Vorhaben in der Schublade verschwinden lassen …

Die Vorlage für einen Punkteplan finden Sie im Anhang dieses Führers. Muster gibt es aber auch in vielen der in Kapitel 3.2. Literatur genannten Büchern.

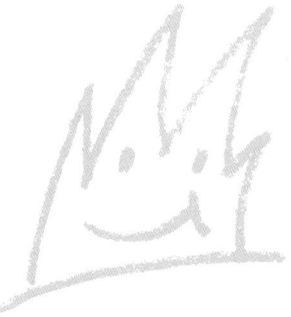

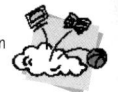

2.4. Freunde, Freizeit und Medien

Freunde

Für viele Kinder mit einer Aufmerksamkeitsdefizit-/Hyperaktivitätsstörung (AD(H)S) jeden Alters ist es eine richtig schwere „Aufgabe", dauerhafte soziale Verbindungen zu knüpfen. Manche wollen gar nicht viele Kinder um sich herum haben, weil ihnen das „zu viel" ist. Sie schotten sich regelrecht von der Umwelt ab und sind dadurch als Spielkameraden wenig gefragt.

Andere sehnen sich nach Freunden oder Freundinnen, können aber aus den verschiedensten Gründen keine Kontakte halten. Einige sind dabei „nur" sprunghaft und unaufmerksam, aber auch das merken Gleichaltrige genau! Hyperaktive Kinder sind wiederum häufig so „wild", unberechenbar oder gar aggressiv in ihrem Verhalten, dass andere Kinder einen Bogen um sie machen.

Eltern-Tipp: Erwartungen nicht hochschrauben

„Für mich als Mutter war es immer sehr schmerzhaft mitzubekommen, wie oft andere Kinder auf Geburtstage eingeladen wurden. Meine Tochter bekam vielleicht einmal im Jahr eine Einladung. Auch Spielenachmittage mit anderen Kindern waren leider sehr selten. Bis heute hat meine Tochter nicht sehr viele enge Kontakte, aber ich bin froh, dass sie überhaupt welche hat. Das ist sicherlich auch ein Erfolg ihrer Therapie. Mittlerweile hat sie sogar einmal in der Woche eine Freundin zum Spielen hier. In der Schule hat sie allerdings nach wie vor sehr wenig Kontakt zu anderen Kindern."

Mutter eines heute achtjährigen Mädchens mit ADHS

Kein Wunder also, dass ein häufiges Thema in der Selbsthilfegruppe die Sozialkontakte unsere Kinder sind. Unser Tipp: Setzen Sie sich selber nicht zu sehr unter Druck. Schauen Sie genau hin: Was ist daran vor allem Ihre eigene Vorstellung oder Erwartungshaltung? Wie sehr leidet Ihr Kind wirklich darunter, dass es nicht leicht Freundschaften schließt? Und dann versuchen Sie, Ihrem Kind, so gut es geht, zu helfen!

Lieblingsfamilien

Einmal kann man natürlich Freundschaften zu anderen Familien mit gleichaltrigen Kindern pflegen. Viele Familien schauen auf Jahre gemeinsamer Ausflüge, Grillfeste oder gar Urlaube zurück. Die Kinderfreundschaften, die dabei geschlossen werden, sind meist recht tief und selbstverständlich. Das kommt unseren „Sozial-Monstern" zugute, die bei ihren langjährigen Spielkameraden ähnlich wie ein Bruder oder eine Schwester einen riesigen Toleranzvorschuss genießen. Daneben gibt es aber noch eine ganze Reihe von Möglichkeiten, Kontakte aktiv zu fördern.

Spaß in der Gruppe für Kleine …

Nutzen Sie Gruppenangebote, wo es geht. Mit Babys und Kleinkindern sind Sie zum Beispiel bei den Familienbildungsstätten mit ihrem breiten Angebot gut aufgehoben.

Informationen und Kursprogramme der Familienbildungsstätten und Bildungswerke in Köln unter:
www.bildungswerk-koeln.de
www.fbs-koeln.org
www.familienbildung-koeln.de
www.bfmf-koeln.de

Kontaktdaten finden Sie in Kapitel 3.1. Anlaufstellen in Köln von A bis Z unter dem Stichwort „Familienbildungseinrichtungen".

Später hat Ihr Kind in einer Kindertagesstätte Gelegenheit, den Umgang mit anderen Kindern zu „üben". Nutzen Sie das Recht Ihres Kindes auf einen Platz, melden Sie es in einer Kindertagesstätte an! In der Grundschulzeit ist das Angebot einer Offenen Ganztagsgrundschule einschließlich Schul-Arbeitsgruppen (AGs) mit Sport, Kunst, Handwerk und betreutem Nachmittagsspiel ein förderlicher Rahmen für viele Kinder. Zugleich wird dabei Selbstständigkeit in einem Umfeld auch ohne den Einfluss der Eltern erlernt.

→ Eine Liste der Betreuungsangebote in Kindertageseinrichtungen in Köln erhalten Sie unter dem gleichnamigen Stichwort unter www.stadt-koeln.de

Grundschulen mit Ganztagsangebot in Köln finden Sie unter www.stadt-koeln.de oder www.bildung-koeln.de

... und Größere

Regelmäßige Gruppenangebote für ältere Kinder in Köln finden Sie in Bürger- und Jugendzentren, bei den Kirchengemeinden, bei den Pfadfindern etc. Vielleicht hat Ihr Kind – wie viele unserer Kinder – einen starken Gerechtigkeitssinn und möchte sich in einer Gruppe für eine „gute Sache", zum Beispiel für die Umwelt oder für soziale Projekte, engagieren.

→ Angebote der Kirchen finden sich im Internet zum Beispiel unter www.jupf.de („Evangelische Jugendarbeit in Köln") und www.bdkj-koeln.de („Bund der deutschen katholischen Jugend in Köln") oder www.cvjm.de („Christlicher Verein Junger Menschen").

Internetadressen und Anschriften der Bürgerzentren in Köln gibt es unter www.stadt-koeln.de

Die Jugendzentren in Köln, die in verschiedener Trägerschaft sind, finden Sie über eine Suchmaschine im Internet. Die städtischen Einrichtungen finden Sie unter www.jugz.de oder Sie gehen einfach in eine Einrichtung in Ihrer Nähe, dort liegen sicherlich Programmhefte aus.

Was sonst noch in Köln los ist – und alles über Ferienprogramme der Stadt gibt es unter www.stadt-koeln.de, Stichwort „Familie, Kind, Jugend, Soziales, Gesellschaft" oder in Ihrem nächsten Bürgeramt.

Soziale oder ökologische Aktionen und Gruppen für Kinder und Jugendliche finden Sie zum Beispiel beim Bund für Umwelt und Naturschutz Deutschland (www.bund-koeln.de), bei Greenpeace (www.greenpeace4kids.de) oder bei Unicef, dem Kinderhilfswerk der Vereinten Nationen (www.unicef.de).

Integrative Gruppenangebote

Gruppen- und Freizeitprogramme, bei denen behinderte und nicht behinderte Kinder und Jugendliche gemeinsam Spaß haben können, sind noch rar. Eines davon bietet Rollipop e.V., Verein für gemeinsames Leben Behinderter und Nichtbehinderter, im Jugendzentrum Glashütte in Köln-Porz. Eine weitere Anlaufstelle ist das Jugendhaus Sürth.

Infos unter www.rollipop.org bzw. www.miteinander-leben.com; Kontaktdaten in Kapitel 3.1. Anlaufstellen in Köln von A bis Z unter dem Stichwort „Integrative Freizeiteinrichtungen".

Sportvereine

Sportvereine und -angebote sind ein ideales Trainingsfeld – auch für Kinder mit einer AD(H)S. Diese sollten je nach Interesse und Begabung des Kindes ausgesucht werden. Wo zeigt Ihr Kind Begeisterung und Stärken? Schauen Sie auch, wo Ihr Kind noch gefördert werden kann! Ein kleiner Stürmer mit Torjäger-Qualitäten wird in einem Fußballverein gut aufgehoben sein, ein verträumtes, linkisches Kind hat vielleicht eher Spaß am Klettern oder kann seine Körperwahrnehmung beim Judo schulen. Mehr zum Thema Sport und Bewegung finden Sie unter „Freizeit und Medien" später in diesem Kapitel.

Internetforen für Teens

Ältere Kinder und Jugendliche, die sich mit dem Thema AD(H)S beschäftigen und sich mit gleichaltrigen Betroffenen austauschen wollen, können dies zum Beispiel im young-Tokol-Portal tun (www.young-tokol.de). Dieses Angebot betreibt der TOKOL e.V. (Verein für Menschen mit AD(H)S, Asperger-Autismus, Borderline-Syndrom, PTBS und/oder Hochbegabung und deren Angehörige). Die Abkürzung TOKOL steht für „The Other Kind Of Life", was übersetzt „Die andere Art des Lebens" bedeutet. Tokol bietet auch Ferienfreizeiten an. Eine weitere Selbsthilfe-Community für Betroffene, Angehörige und Interessierte zum Thema AD(H)S ist das Andersweltforum.

➜ Infos unter www.tokol.de und www.adhs-anderswelt.de

Therapeutische Hilfe

Wer sehr unter seinen Schwierigkeiten leidet, Freundschaften zu schließen; wer oft ausgegrenzt wird und sich einsam fühlt; wer deshalb vielleicht sogar schon traurig und niedergedrückt oder wütend und aggressiv ist, braucht professionelle Hilfe! Die allermeisten Therapieangebote werden auch das Thema Sozialkompetenz ansprechen. Spezielle therapeutische Gruppenangebote für Kinder und Jugendliche in Köln gibt es bei vielen Kinder- und Jugendpsychiatern, Kinder- und Jugendlichen-Psychotherapeuten und Einrichtungen für Diagnostik und Therapie von AD(H)S sowie in einigen ergotherapeutischen Praxen. Die Kinder- und Jugendpsychiatrie der Uniklinik Köln bietet zum Beispiel Sozialkompetenztraining für Kinder und Jugendliche an. Das Sozialpädiatrische Zentrum am Kinderkrankenhaus (Riehl) hat Kindergruppentrainings im Programm. Auch eine Kunsttherapie auf heilpädagogischer Basis in der Gruppe kann helfen, Sozialkompetenzen zu stärken. Dies alles kann Kindern und Jugendlichen helfen, sich selbst in sozialen Situationen besser zu steuern, den anderen bewusster wahrzunehmen und angemessener zu reagieren.

Informationen zu den o.g. Stellen finden Sie in Kapitel 2.1. Diagnose und Therapie bei der Vorstellung der einzelnen Institutionen. Kontaktdaten gibt es in Kapitel 3.1. Anlaufstellen in Köln von A bis Z zum Beispiel unter den Stichworten „AD(H)S-Trainings", „Einrichtungen für Diagnostik und Therapie" und „Sonstige Therapien".

Freizeit und Medien

Kids und Teens brauchen Bewegung

Sich körperlich ausreichend zu bewegen, fördert nicht nur die motorische, sondern auch die geistige Entwicklung. Das ist erwiesen: Bewegung macht schlau. Bewegung gleicht auch manch überschießenden Hormonhaushalt aus; wer ausgepowert ist, zeigt mehr Ausgeglichenheit für andere Aktivitäten, zum Beispiel für Hausaufgaben. Was hat Bewegung mit der Aufmerksamkeitsdefizit-/ Hyperaktivitätsstörung (AD(H)S) zu tun? Einige Untersuchungsergebnisse, die nachdenklich machen:

- Schüler arbeiten konzentrierter und ausdauernder auf Stühlen mit beweglichen Sitzflächen und Rückenlehnen. (Universität des Saarlandes, 2009)

- Kinder mit einer AD(H)S „zappeln" umso mehr, je geistig anstrengender die von ihnen verlangte Tätigkeit ist. Ihre körperliche Unruhe hält sie also „wach" für die geistige Anforderung. (University of Central Florida, 2009)

- Ein Spaziergang im Park verbessert die Konzentrationsleistung von Kindern mit AD(H)S – zumindest kurzfristig. Die geistige Leistungsfähigkeit ist nach einem Aufenthalt in der Natur besser als nach einem Einkaufsbummel oder nach einem Gang durchs Wohnviertel. (University of Illinois, 2008)

- Bewegungsmangel kann bei Kindern nachweislich auch zu Übergewicht führen. Krankhaft übergewichtige Kinder leiden wesentlich öfter unter psychischen Erkrankungen wie Angst, Depression oder Hyperaktivität sowie Schlafstörungen. Im Vergleich zu normalgewichtigen Kindern

ist bei ihnen die Diagnose einer AD(H)S um 40 Prozent häufiger. (Gmündner Ersatzkasse: Auswertung der Daten von 157.000 Kindern, 2009)

Wenn das noch nicht reicht, dass Sie sofort die Schwimm- oder Fahrradtasche packen, unser dringender Tipp:

> **Schalten Sie den Fernseher und Computer aus! Schicken Sie Ihr Kind – bzw. nehmen es mit – an die frische Luft, fördern Sie Bewegung – so oft wie möglich!**

Ein weiteres Plus von körperlicher Aktivität: Die Kehrseite von ausreichend Bewegung ist ein guter Schlaf, der gerade für „AD(H)S-Kinder" wichtig ist. Forscher vermuten, dass Schlafmangel AD(H)S-Symptome verschlimmern kann. Freizeittipps, die keinen Mangel an Bewegung zulassen, haben wir weiter unten zusammengestellt.

Bedenkliche Bildschirmzeit

Kinder und Jugendliche in Industrieländern leiden heute an einer „Natur-Defizit-Störung", so ein neues Schlagwort aus den USA. Immer weniger Kinder spielen draußen auf der Straße oder in der Natur, immer mehr verbringen täglich mehrere Stunden vor dem Fernseher oder Computer. Kinder und Jugendliche mit einer AD(H)S scheinen für die Bilderflut im Fernsehen und für Computerspiele besonders empfänglich zu sein. Weil unruhige Kinder dann gebannt, konzentriert, ruhig wirken, erliegen ihre Eltern häufig der Versuchung, die tägliche Medienzeit zu lax zu handhaben. Einige Zusammenhänge, die bedenklich stimmen:

- Je mehr Zeit ein- bis dreijährige Kinder vor dem Fernseher verbringen, desto größer ist

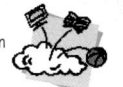

die Wahrscheinlichkeit, dass sie später Probleme mit Konzentration und Aufmerksamkeit haben. Auch Fernsehen und DVDs für die Zielgruppe Kleinkinder schaden mehr als sie nützen. (Children's Hospital Seattle, 2004/2009)

- Fernseher und Computer in Kinderzimmern stehen offensichtlich in Zusammenhang mit schlechteren Schulnoten. Nachgewiesen ist auch, dass ein hohes Maß an Computer- und TV-Nutzung zu schlechteren Zensuren führen kann. Weiteres Ergebnis: je gewalttätiger ein konsumiertes Computerspiel, desto schlechter die Konzentrationsleistung danach. (Kriminologisches Forschungsinstitut Niedersachsen, 2008)

- Jugendliche mit ADHS haben ein erhöhtes Risiko für Mediensucht, warnt Dr. Oliver Bilke, Direktor der Klinik für Kinder- und Jugendpsychiatrie am Vivantes Humboldt-Klinikum in Berlin. (Ärzte Zeitung, 6.5.2009)

TV, Internet & Co. runterfahren!

Medienzeit begrenzen, so muss die Devise für Eltern von Kindern mit AD(H)S folglich heißen. „Elektronische Medien verursachen zwar kein ADHS", betonen die Experten des Betroffenenverbandes ADHS Deutschland e.V. „Aber ADHSler neigen häufig zu Suchtverhalten, sodass auch der Konsum von Fernsehen und Co. ausarten kann. Darum ist es besonders wichtig, betroffenen Kindern einen maßvollen Umgang damit nahezubringen."

Eltern-Tipps zum bewussten Medienkonsum

- Begrenzen Sie die tägliche Mediennutzungszeit Ihres Kindes (Tipps zum Medienkonsum gibt es im Internet zum Beispiel unter: schau-hin. info/service/faqs.html).

- Vereinbaren Sie mit Ihrem Kind dazu feste Regeln und halten Sie diese unbedingt ein.

- Fernseher gehören nicht ins Kinderzimmer!

- Planen Sie bewusst mit Ihrem Kind, welche Sendungen es anschauen will und darf. Zielloses Zappen ist nicht erlaubt! (Infos zu kindgerechten Sendungen gibt es unter www.flimmo.de)

- Suchen Sie mit Ihrem Kind/Jugendlichen gemeinsam PC-Spiele aus, am besten solche, die kreativ und nicht destruktiv sind!

- Erst die Hausaufgaben erledigen, dann glotzen oder daddeln!

- Gehen Sie mit gutem Beispiel voran, lassen Sie nicht etwa den Fernseher im Hintergrund laufen!

- Extra-Fernseh- oder Computerzeit kann — neben anderen Belohnungen — in einem Punktesystem eine Rolle spielen, das Ihrem Kind hilft, andere wichtige Regeln einzuhalten (s. Kapitel 2.3. Familie und Erziehung).

Bewusst auswählen

Setzen Sie Fernseh- und Internetzeit gezielt ein. Dokumentarische Fernsehsendungen über Tiere oder Forschung sind unterhaltsam und lehrreich – oft kommen sie dem Forscher- und Entdeckungsdrang unserer Kinder entgegen. Zeichentricksendungen mit rasanten Bildsequenzen und vielen Hau-drauf-Szenen dagegen bringen keinen Erkenntniszuwachs, wohl aber einen Rahmen, um in der Schule noch mehr Aggressionspotenzial aufzubauen.

PC-Spiele müssen keine Ballerspiele, sondern können Lernspiele mit praktischem Nutzen für die Schule sein. Recht neu gibt es interaktive Videospiele, die Bewegung einbeziehen oder auf andere Art, sei es durch Mit-Singen oder Ähnliches, auf Aktivität statt Passivität setzen.

Neben einer Fülle von Lernsoftware, die den Lernstoff der Schule unterstützend vermittelt, gibt es sogar mehrere **Lerncomputerspiele** auf dem Markt, die sich bewusst an Kinder mit einer AD(H)S richten. Die bekanntesten sind „Staddy", „TAIL" und „2weistein", die alle die Steigerung der Aufmerksamkeit, der Konzentrationsfähigkeit und der Impulskontrolle zum Ziel haben. Ob

Sie diesen Weg wählen und für welche Lernsoftware Sie sich entscheiden, hängt von Ihrem Kind, seinem Alter etc. ab. Vielleicht besprechen Sie das Thema auch einmal mit einem Arzt oder Therapeuten. Eventuell hat Ihre Selbsthilfegruppe ja bereits ein Spiel zum Ausprobieren angeschafft.

→ Infos zu den Spielen gibt es unter www.staddy.de (inkl. Demo-Version), www.stop-adhs.de (TAIL) und www.2weistein-training.de (inkl. Demo-Version).

Medienkompetenz fördern

Wenn Sie Fragen zu Medien (Fernsehen, Internet, Computerspielen) und/oder zur Suchtvorbeugung haben, dann helfen Ihnen auch die Therapeuten Ihres Kindes oder aber eine Erziehungsberatungsstelle weiter. Einige Lern- und Therapiezentren bieten auch Elternabende zum Thema an.

 Einige Erziehungs- und Familienberatungsstellen finden Sie in Kapitel 3.1. Anlaufstellen in Köln von A bis Z unter dem Stichwort „Erziehungs- und Familienberatung". Weitere Angebote gibt es unter www.stadt-koeln.de/2/familie/rat-hilfe/01725/

Eltern-Tipp: „Gegen den Strom"

„Bewährt hat sich ein Gegen-den-Strom-der-Zeit-schwimmen im Alltag, das heißt, ohne viel Fernsehen, Computer etc. und ohne Großveranstaltungen mit viel Lärm und vielen Menschen. Stattdessen viel Bewegung an der frischen Luft und zur Beruhigung viel Puzzeln, Lesen und das Heranführen an kindliche Entspannungsübungen."

Mutter eines sechsjährigen Jungen mit Verdacht auf AD(H)S

Und: Vergessen Sie nicht, das **Lesen** kräftig zu fördern! Wer seinen Kindern von klein auf regelmäßig vorliest und später das Lesen von Kindern und Jugendlichen unterstützt, fördert deren geistige und seelische Entwicklung und macht sie fitter für die Schule. Außerdem: Kinder mit AD(H)S erfahren Geborgenheit bei der „Märchenstunde" mit Mama, Papa oder Oma und Entspannung beim Schmökern in einem spannenden Buch. Das ist allemal besser als jeder „elektronische Babysitter"!

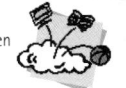

Einige Bücher für Kinder, die das Thema AD(H)S behandeln oder streifen, haben wir im Kapitel 3.2. Literatur zusammengestellt.

Bücher satt gibt es in der Stadtbibliothek Köln (www.stbib-koeln.de). Kinder und Jugendliche unter 18 Jahren leihen umsonst aus!

Freizeitangebote in Köln: Powerzeit für „Hypies", Wachmacher für „Träumerlis"

Sobald Sie Ihr Kind vom Fernseher oder PC losgeeist haben, werden Sie sehen, was es alles in und um Köln zu entdecken gibt. Davon profitiert die ganze Familie. Wir haben uns umgehört und einige Freizeit-Lieblingsplätze und -aktionen zusammengestellt, wo sich Kinder mit AD(H)S besonders wohlfühlen.

Natur pur...

Wenn Sie noch kleinere Kinder haben, gehört sicherlich der „Sonntagsausflug" noch zum Wochenendprogramm. Natur pur nahe Köln bieten etwa die **Ville-Seen** bei Erftstadt-Liblar (Luxemburger Straße raus bis Liblar), der **Königsforst** (A 3, U-Bahn 9), das **Siebengebirge** bei Königswinter/Bad Honnef (A 3) oder der **Oberbergische Kreis** bei Lindlar (A 4 Richtung Olpe; www.lindlar.de). Wer nach **Zons** fährt, kann das kleine, atmosphärische Städtchen in einen Spaziergang durch traumhafte Rheinauen einbinden (A 57).

Ältere Kinder stehen vielleicht auf Natur pur ohne Mama und Papa, auf Wanderungen und Zeltlager mit Gleichaltrigen. Einige Tipps zu Gruppenangeboten für Jugendliche stehen auf Seite 80.

Tiere, Umwelt, Action...

Das größte **Freilichtmuseum** Europas mit vielen tollen kindgerechten Angeboten ist das Museum in **Kommern** (A 1 Mechernich; www.kommern.lvr.de). Tiere, Action und Eifel-Geschichte bietet der **Eifelpark** in Gondorf (A 1/B 51/A 60; www.eifelpark.de). Der **Vogel- und Affenpark Eckenhagen** lässt Tier- und Naturfreunde-Herzen höher schlagen (A 4 Richtung Olpe; www.affen-und-vogelpark.de).

Natur erleben, Forscherdrang ausleben und nebenher ökologisches Bewusstsein lernen kann man im **Naturgut Ophoven** in Leverkusen-Opladen (A 3; www.naturgut-ophoven.de). Toll ist auch der **Brückenkopf-Park** in Jülich mit Sinnesgarten, Wasserspielplätzen, Skater- und Kletterangeboten (A 4, A 61, B 55 Jülich; www.brueckenkopf-park.de). Ähnlich abwechslungsreich für groß und klein ist das **Bubenheimer Spieleland**, inklusive Maislabyrinth und Tunnelrutsche vom Burgturm (A 1 Richtung Düren; www.bubenheimer-spieleland.de)!

 Eltern-Tipp: Ausflug in der Zeitung

Suchen Sie doch mal auf der Webseite des Kölner Stadtanzeigers (www.ksta.de) unter „Ausflüge". Die Lokalzeitung gibt regelmäßig Tipps für Ausflüge in Köln und in der Region!

Parks und Spielplätze in Köln

Um einen schönen Tag mit Kindern, Freunden und Familie zu verbringen, muss man gar nicht in Bus, Bahn oder Auto steigen. Auch in der Stadt gibt es viel Natur zu entdecken. Unzählige **Strände am Rheinufer** laden zum Ball spielen, Steine werfen oder Grillen ein, etwa in Rodenkirchen und Riehl oder auf den Poller Wiesen und im Rheinpark auf der „Schäl Sick". Weitere Lieblingsplätze in Kölle sind der **Forstbotanische Garten** im Kölner Süden (U 16, Haltestelle Rodenkirchen, Bus 131, Konrad-Adenauer-Straße; Bus 135, Schillingsrotter Straße) und der **Rheinpark** selbst (U 1 oder 9; Bahnhof Deutz/Messe) – nicht zuletzt, weil beide Parks Spielplätze für große und kleine Kinder haben und man in ihnen auch gut Fußball spielen kann.

Einen großen abwechslungsreichen Spielplatz hat auch der **Volksgarten** (U 12 Eifelplatz), besonders nett ist hier der Biergarten, in dem die Eltern bei gutem Wetter ein lecker Kölsch oder Milchcafé trinken können, während der Nachwuchs Eis isst oder eine Tretbootfahrt macht. Einen Biergarten, von dem man den Spielplatz sogar einsehen kann, hat der Rhein-Sommergarten im ehemaligen „**Schwimmbad**" in Riehl (An der Schanz, U 18 Boltensternstraße). Ein wunderbarer Inliner- oder Radtour-Stopp auch für Familien mit älteren Kindern.

Abenteuer in einem alten Fort verspricht der **Bauspielplatz Friedenspark**, Baui genannt (Oberländer Wall, Südstadt). Neben einem großen Außengelände mit unterirdischem Gang, Remisen, Schiff, Feuer- und Wasserstelle, Garten und der Möglichkeit zum Hüttenbau kann man bei Regen Billard oder Tischtennis spielen bzw. ein Gruppenangebot wahrnehmen. Auch Ferienfreizeiten und -aktivitäten unterschiedlichster Art werden hier angeboten. In dieser Jugendeinrichtung sind Kinder und Jugendliche von sechs bis 20 Jahren willkommen.

→ Weitere Infos unter http://baui.jugz.de

Kinderfreundliche Lokale

Nicht viele Eltern gehen wohl mit ihren überaktiven Kindern wirklich gerne in eine Gaststätte. Dabei hat fast jedes „Veedel" ein kinderfreundliches Café, wie das **Lokal** in der Alten Feuerwache im Agnesviertel (Melchiorstraße 3, U 5/6/12/16/18 Ebertplatz), das **Café Kleks** in Zollstock (Irmgardstraße 19, U 12 Herthastraße) oder das griechische Restaurant **Tavernaki** in der Südstadt (Alteburger Str. 87-89, U 16 Chlodwigplatz), wo sich die Großen entspannen können, während sich die Kleinen im Spielzimmer beim Warten die Zeit vertreiben.

Wagen Sie's einfach: Hier lässt sich in relaxter Umgebung die Meisterschaft des Restaurantbesuchs trainieren. Gut funktioniert das auch beim Italiener um die Ecke, mediterrane „Immis" in Köln sind nicht umsonst legendär für ihre stoische Kinderfreundlichkeit!

Sport macht wach!

Köln hat unzählige **Sportvereine**, bestimmt gibt es auch einen in Ihrer Nähe! Zusammengefasst gibt es das Angebot in einer Broschüre des Stadtsportbunds Köln, die nach Angaben des Herausgebers für drei Euro zum Beispiel in der Mayerschen Buchhandlung am Neumarkt, der Thalia-Buchhandlung im Rhein-Center oder in der Klarenbach-Buchhandlung auf der Aachener Straße zu kaufen ist. Oder gehen Sie online unter www.ssbk.de – dort können Sie je nach gewünschter Sportart einen Verein in Ihrer Nähe suchen.

Ein Sportverein nur für Pänz ist der „**Kinder Spiel- und Sportverein**", der auf spielerische Bewegungsförderung ohne Leistungsdruck setzt. Hier gibt es Schwimmkurse und Kinderturnen ebenso wie Fußballtraining. Das Programm, das in mehreren Stadtveedeln angeboten wird, spricht Kinder von zwei bis zehn Jahren an. Von uns erhält der Verein, der auch gerne von Einrichtungen für Diagnostik und Therapie bei AD(H)S in Köln empfohlen wird, das Prädikat besonders wertvoll, weil sich hier auch Kinder wohlfühlen können, die nicht unbedingt Sportskanonen sind.

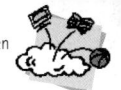

➜ Infos gibt es unter:
www.kinder-spiel-sport.de

Wenn Ihr Kind auf eine Offene Ganztags-grundschule oder Gesamtschule geht, regen Sie doch an, dass es wenigstens eine **schulische Arbeitsgemeinschaft** im Bereich Sport macht. Dann haben Sie schon ein Mal in der Woche das Bewegungssoll erfüllt.

Wenn einen der Notarzt schon mit Namen begrüßt ...

Wir wollen es nicht verschweigen: AD(H)S und Bewegung gehen manchmal eine unschöne Verbindung ein. Verletzungen und Unfälle können vor allem bei hyperaktiven Kindern auf der Tagesordnung stehen, weil sie sich unkoordiniert bewegen oder Risiken nicht gut einschätzen können. So manche Mutter oder Vater hat schon oft die Krankenhaus-Notaufnahme von innen gesehen.

„Meine Tochter war bis zum Ende des Kindergartens etwa zehn Mal im Krankenhaus, weil sie sich so oft verletzt hat. Beim letzten Anruf des Kindergartens ging es um ihren Sturz mit einer Glasschüssel in Händen. Der Kindergarten hatte den Krankenwagen angerufen, ich kam mit dem Taxi von der Arbeit angefahren. Auf die tröstlich gemeinte Aufforderung der KiTa-Leiterin, sie solle sich doch mal im Krankenwagen umschauen, sagte meine Tochter mit müdem Lächeln: ‚Das kenne ich doch alles schon!'"

Mutter eines heute achtjährigen Mädchens mit ADHS

Klettern und so

Einige Eltern schwören auf Selbstverteidigungssport für ihr Kind mit AD(H)S, der nicht nur die Körperbeherrschung fördert, sondern auch die Einhaltung von Regeln einübt. Auch Schwimmen, Reiten, Klettern sind für „AD(H)S-Kinder" gut geeignet, stärken das Selbstbewusstsein und fördern die motorische Koordination, die Körperwahrnehmung und den Spaß an der Bewegung!

Schwimmlernkurse für Kinder gibt es in allen Schwimmbädern der KölnBäder GmbH (www.koelnbaeder.de; tel. Beratung: (02 21) 1 78 24 49).

Professionell Klettern lernen kann man in Köln in mehreren **Kletterhallen**, zum Beispiel:

- in der Kletterfabrik in Ehrenfeld (Lichtstraße, www.kletterfabrik-koeln.de, „Kletterfrosch"/Kurse und Gruppen für Kinder: www.kletterfrosch.de)

- im Canyon in Chorweiler (Weichselring, www.canyon-chorweiler.de)

- im Chimpanzodrome in Frechen (Ernst-Heinrich-Geist-Straße, www.chimpanzodrome.de) oder

- in der Bronx Rock Halle in Wesseling (Vorgebirgsstraße, www.bronxrock.de). Hier ist sogar ein Kurs „Therapeutisches Klettern bei AD(H)S" im Programm.

Am regelmäßigen Klettertreff „Hoch hinaus" (freizeitbezogenes ergotherapeutisches Angebot in der Gruppe) in der Bronx Rock Halle in Wesseling können Kinder und Jugendliche ab acht Jahre teilnehmen. Kosten: 120,00 Euro im Monat. Kontaktdaten in Kapitel 3.1. Anlaufstellen in Köln von A bis Z unter dem Stichwort „Sonstige Therapien".

Kunst- und Kultur-Szene für aktive Kids

Akrobatik, Einrad fahren, Clownerie: Für Kids und Teens mit Hang zur Kultur-Action gibt es tolle Angebote der **Zirkusschulen** in Köln, unter anderem auch in den Ferien.

Wer Lust auf Theater hat, kann im **Theaterpädagogischen Zentrum** sein dramatisches Talent in Kursen für Kinder und Jugendliche ausleben; auch hier gibt es ein Sommerferienprogramm.

Eine beliebte Attraktion der besonderen Art ist der **Kinderkultursommer,** der Kindern und Jugendlichen im Alter von sechs bis 15 Jahren als kulturpädagogische Stadtranderholung jedes Jahr in den ersten beiden Wochen der Sommerferien ein buntes Workshop-Programm bietet. Das Programm erscheint in der Regel Anfang April: Dann ist wegen der regen Nachfrage schnelle Anmeldung gefragt!

Malen, gestalten und dabei zu sich selber kommen, gefällt (und tut!) vielen Kindern mit AD(H)S gut. Die **Jugendkunstschule Köln** zum Beispiel bietet nicht nur Malen und Bildhauen, sondern auch Musikkurse und Kreatives Schreiben an. Die **Jugendkunstschule Rodenkirchen** hat unter anderem auch Theater, Fotografie und Drucken im Programm. Ein heilpädagogisches Angebot hat das **atelier artig**; es arbeitet mit dem Jugendamt zusammen. Und: Die allermeisten Museen in Köln haben Workshops und Führungen für Kinder im Programm.

Musikalität und Rhythmusgefühl scheinen bei vielen „AD(H)S-Kindern" „unterentwickelt", doch auch Musik machen fördert nachweislich die seelische und kognitive Entwicklung! Die **Rheinische Musikschule** mit vielen Zweigstellen in Köln ist hier der erste Ansprechpartner: ob bei der musikalischen Früherziehung, dem Instrumentenunterricht oder einer Bandmitgliedschaft.

Eltern-Tipp: Ausdrucksformen für das Selbstbewusstsein

„Die Empfehlung kam von der Ergotherapeutin: Meine Tochter war sehr ängstlich und hatte wenig Selbstwertgefühl. Durch ein langzeitiges Theaterprojekt beim Theaterpädagogischen Zentrum mit einem Schwerpunkt auf Körperarbeit hat sie viele von ihren Ängsten überwunden und ist selbstbewusster geworden."

Mutter einer heute 29-jährigen jungen Frau mit ADS

Viele aktuelle Tipps und Termine für Kinder und Jugendliche in Köln gibt es auch in den **Zeitschriften** „Familienblick Köln" (www.familienblick.de), „kidsgo" (www.kidsgo.de) und „Känguru" (www.kaenguru-online.de), die kostenlos in Arztpraxen, Bürgerzentren und an vielen anderen Orten ausliegen.

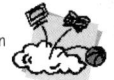

→ **Infos unter**

- www.zak-koeln.com
  (Zirkus- und Artistikzentrum Köln –
  ZAK, Riehl)

- www.spielecircus.de (Kölner
  Spielecircus, Ehrenfeld)

- www.lino-club.de
  (Kinder- und Jugendcircus
  Linoluckynelli, Lindweiler)

- www.tpz-koeln.de
  (Theaterpädagogisches Zentrum,
  Friesenplatz)

- www.kinderkultursommer.de
  (Kinderkultursommer, Riehl)

- www.jugendkunstschule-koeln.de
  (Jugendkunstschule Köln, Nordstadt)

- www.jugend-kunstschule-
  rodenkirchen.de
  (Jugendkunstschule Rodenkirchen)

- www.artig-cologne.de
  (artig – kunsttherapeutisches Atelier)

- www.museenkoeln.de
  (Museumsdienst Köln)

- www.rheinische-musikschule.de
  (Rheinische Musikschule)

Eltern-Tipp: Bewegung für lange Wintertage

Regen, Graupel, Niesel: Nicht immer kann man raus. Doch auch zu Hause kann man Bewegung fördern. Vielleicht lässt sich im Kinderzimmer eine Hängematte aufhängen, ein Holzbalken für allerlei Turngerät anbringen oder ein kleines Trampolin aufstellen (Sicherheitsaspekte beachten!). In größere Kinderzimmer oder in den Hobbykeller passt ein Kicker für leidenschaftliche Indoor-Fußballturniere. Und welche Prinzessin tanzt nicht gerne, womöglich auch zu wilder Rockmusik? Bauen Sie auch an regnerischen Abhängtagen Bewegungseinheiten ein! Oder machen Sie mit Ihrem Kind einen „Wer-springt-in-die-meisten-Pfützen Spaziergang" – ein bisschen Nässe hat noch keinem geschadet!

2.5. Stressabbau und Selbsthilfe für Eltern

Wer ein Kind mit einer Aufmerksamkeits-defizit-/Hyperaktivitätsstörung (AD(H)S) hat, stößt im Alltag immer wieder an seine Grenzen. Das gilt auch für Eltern, die bereits viel über die Krankheit wissen und schon therapeutische Unterstützung für ihr Kind erhalten. Jedes Kind ist auf seine Weise für uns Erwachsene manchmal anstrengend. Bei einem Kind mit AD(H)S sind Eltern aber meist extrem belastet. Nicht nur die Sorge um den weiteren Lebensweg des Kindes beschäftigt die Elter; den Alltag selbst zu meistern, ist eine immens fordernde Aufgabe.

Der alltägliche „Wahnsinn"

„Jeden Tag musste ich meiner Tochter erneut erklären, dass sie sich morgens vor der Schule die Zähne putzen, sich anziehen und die Haare kämmen muss. Das hört sich harmlos an, alle Mütter kennen das Zeitproblem am Morgen. Aber egal, wie früh oder spät wir aufgestanden sind, meine Tochter hat sich immer sehr viel Zeit gelassen mit dem Fertigmachen. Als wir dann endlich in der Schule ankamen, war ich schon fix und fertig mit den Nerven. Das Ganze war manchmal so schlimm, dass ich am frühen Morgen im Büro so geschafft ankam vom Antreiben meiner Tochter, dass für mich der Tag bereits gelaufen war."

Mutter eines achtjährigen Mädchens mit ADHS

Eine Balance für sich selbst finden

Vom Schneckentempo morgens beim Aufstehen, über Einkaufskampf oder Hausaufgabenkrieg am Nachmittag bis zum Theater abends vor dem Schlafengehen: Jeden Tag aufs Neue reihen sich Situationen aneinander, in denen unsere „AD(H)S-Kinder" unsere letzten nervlichen Reserven aufbrauchen. Umso wichtiger ist es für Eltern, auf ihre eigene Gesundheit, auf Entspannung und Ausgleich zu achten. Sonst droht ein Teufelskreis: Je gestresster man ist, desto schneller reißt auch der Geduldsfaden – was wiederum Stress bedeutet!

Um die leeren „Akkus" von Eltern wieder aufzuladen, gibt es ganz unterschiedliche Möglichkeiten. Knüpfen Sie hier an Ihre Vorlieben oder Hobbys an!

Selbsthilfegruppen geben Halt

Der Rat an betroffene Eltern, sich einer Selbsthilfegruppe anzuschließen, ist längst anerkannter Teil der multimodalen Therapie bei AD(H)S (Kapitel 1.3. „Wie wird AD(H)S behandelt?"). Und wirklich: Wir alle haben die Erfahrung gemacht, dass es bereits hilft, wenn man sieht, „Ich bin nicht allein!"

Unser Tipp: Werden Sie Mitglied einer Selbsthilfegruppe. Hier können Sie verfolgen, wie der Alltag bei anderen Familien mit „AD(H)S-Kindern" verläuft. Wenn wir zusammensitzen und über die Probleme unserer Kinder erzählen, sagen andere Eltern auf einmal: „Du könntest gerade auch über mein Kind sprechen. Wie habt Ihr das denn gelöst?" oder „Das ist/war bei uns zu Hause genauso. Dies und jenes hat uns dabei geholfen." Der Erfahrungsaustausch tröstet nicht nur, er bringt auch weiter. Man fühlt sich nicht nur weniger allein; die Infos, Tipps und Anregungen der anderen Teilnehmer sind von unschätzbarem Wert.

Fachliche und emotionale Unterstützung

Zu welchem Arzt können wir gehen? Welcher Kindergarten ist empfehlenswert? Welche Schulen kommen in Frage? Wie wirkt sich die Störung im Jugendalter aus? In Selbsthilfegruppen kann man von der Erfahrung der Eltern profitieren, die die verschiedenen Situationen/Stationen mit ihren Kindern bereits „durchgemacht" haben. Positive wie auch negative Berichte sind hier zu hören über Lebenswege betroffener Kinder, Jugendlicher oder auch Erwachsener, die an einer AD(H)S leiden. Viele Dinge sind dadurch besser zu verstehen, bestimmte Situationen kommen nicht unvorbereitet. Das alles stärkt die Kompetenz und Handlungsfähigkeit von Eltern.

Auch emotional trifft man in diesen Gruppen auf Verständnis und Unterstützung. Im geschützten Umfeld darf man auch einmal seine Gefühle zeigen und seine ganze Traurigkeit, Wut und Verzweiflung herauslassen. Meistens wissen die anderen Eltern ganz genau, wie man sich fühlt, denn alle haben diese Situationen schon mitgemacht. Die Erfahrungen anderer bestätigen, dass wir zwar alle Fehler in der Erziehung machen, aber nicht schuld sind an der Störung unserer Kinder!

Selbsthilfegruppen helfen auch fachlich weiter. In der Regel werden neue Ratgeber und Fachveröffentlichungen zum Thema besprochen. Oft haben diese Gruppen sogar eine beachtliche Auswahl von Fachliteratur, die man sich unentgeltlich ausleihen kann. Nicht selten werden Experten eingeladen, die Vorträge zum Thema AD(H)S in den verschiedensten Lebensbereichen halten. Last, but not least, sind hier schon viele Freundschaften unter Gleichgesinnten entstanden, die einem im Alltag Halt und Unterstützung geben können.

In Köln gibt es mehrere AD(H)S-Selbsthilfegruppen für Betroffene und deren Eltern/Angehörige. Die Kontaktdaten finden Sie in Kapitel 3.1. Anlaufstellen in Köln von A bis Z unter dem Stichwort „Selbsthilfegruppen".

Suchen Sie außerhalb von Köln eine Betroffenengruppe in NRW, dann hilft das Selbsthilfeportal www.selbsthilfenetz.de weiter.

Falls Sie in Köln eine Selbsthilfegruppe gründen wollen, nehmen Sie Kontakt auf mit der „Paritätischen–Selbsthilfekontaktstelle Köln" (www.kisskoeln.de).

Eltern-Tipp: Selbsthilfegruppe

„In der Selbsthilfegruppe erhielten mein Mann und ich ganz viel Hilfe durch Zuhören sowie konkrete Hilfe durch den Hinweis auf Institutionen, die einem weiterhelfen. Hier gibt es Erfahrungsaustausch. Und man hat nicht das Gefühl, man sei allein auf dieser Welt mit den Problemen, die ein besonderes Kind mit sich bringt."

Mutter eines sechsjährigen Kindes mit ADHS

Verbände: Lobby und Unterstützung

Eine zusätzliche Möglichkeit, sich zu informieren und/oder sich zu engagieren, ist eine Mitgliedschaft im bundesweiten Selbsthilfeverband **ADHS Deutschland e.V.** Er ist in über 250 Selbsthilfegruppen und einem Telefonberaternetz bundesweit tätig. Auch Einzelpersonen können Mitglied werden und sich über aktuelle Themen informieren, neueste Forschungsergebnisse nachlesen und Büchertipps erhalten. Die telefonische Beratung ist für Betroffene, Angehörige, Lehrer, Ärzte und Therapeuten geschaltet. Auch wichtig: ADHS Deutschland setzt sich politisch und öffentlich für die Belange von AD(H)S-Betroffenen ein. Die Vereinszeitschrift Akzente erscheint dreimal im Jahr mit interessanten Berichten und vielen Neuigkeiten. Der Mitgliedsbeitrag für Familien/ Einzelmitglieder beträgt 40,00 Euro im Jahr.

→ Weitere Infos unter www.adhs-deutschland.de

Der Verein **JUVEMUS** – Vereinigung zur Förderung von Kindern und Erwachsenen mit Teilleistungsschwächen beschäftigt sich schon lange mit dem Thema AD(H)S. Angebote sind unter anderem Gesprächskreise, Vorträge/Seminare, Einzelberatungen/Onlineberatungen. Die Vereinszeitschrift Juvemus mit ihren aktuellen und informativen Berichten erscheint zweimal im Jahr. Der Mitgliedsbeitrag beträgt 31,00 Euro im Jahr.

→ Weitere Infos unter www.juvemus.de

TOKOL e.V. ist ein Verein für Menschen mit AD(H)S, Asperger-Autismus, Borderline-Syndrom, Post-Traumatischer-Belastungs-Störung und/oder Hochbegabung und deren Angehörige. Die Abkürzung TOKOL steht für „The Other Kind of Life", übersetzt „Die andere Art des Lebens". Der TOKOL e.V. setzt sich für mehr Akzeptanz und die bessere Integration Betroffener ein. Der Internetauftritt bietet eine Fülle von wichtigen Informationen und ermöglicht den Kontakt zu Gleichgesinnten. Der TOKOL e.V. betreut mehrere Beratungsstellen und vermittelt Ärzte, Therapeuten, Selbsthilfegruppen und weitere unterstützende Angebote. Daneben organisiert der Verein Vorträge für Kinder und Jugendliche, aber auch für Erwachsene. Im Mittelpunkt steht, neben Aufklärung und Information, das gemeinsame Erlebnis. So bietet der TOKOL e.V. Ferienfreizeiten für Familien, Kinder und Jugendliche sowie Betroffenenstammtische an. Mitgliedsbeitrag: 2,50 Euro im Monat, bis 18 Jahre frei.

→ Weitere Infos unter www.tokol.de

Weitere überregionale Verbände und Selbsthilfevereinigungen zum Thema AD(H)S finden Sie in Kapitel 3.3. Internetadressen.

Frei nehmen: Etwas für sich tun

Ganz egal, ob man sich zu einem Kurs anmeldet oder ab und zu den Babysitter bestellt, um ins Kino zu gehen – wichtig ist, dass man sich regelmäßig Zeit für sich nimmt. Manche Eltern gehen in die Sauna, andere sind bei einem Tanz- oder Schwimmkurs angemeldet oder sie entspannen, wenn sie spazieren, walken oder joggen gehen. Erholung und Spaß müssen sein, denn nur dann kann man für sich und die Familie nervlich und körperlich fit bleiben.

Auch **Krankenkassen** haben für ihre Mitglieder Kurse im Programm und fördern gezielt Aktivitäten von Selbsthilfegruppen. Die AOK Rheinland/Hamburg hat darüber hinaus – unabhängig von einer AOK-Zugehörigkeit – für Mitglieder von Selbsthilfegruppen ein psychosoziales Angebot. Es nennt sich „Selbsthilfe erleben" und unterstützt mit günstigen Kursen wie Malen, Meditation, Tanz und vielem mehr die

Regeneration. Das Programm erscheint in der Regel halbjährlich und hat ein breit gefächertes Angebot, mit dem Eltern die hohe Belastung des Alltags abbauen können.

→ Infos über das Programm „Selbsthilfe erleben" der AOK Rheinland/Hamburg gibt es unter der Nummer (02 21) 9 14 06-140.

Eltern-Tipp: Sich selbst ins Zentrum stellen

„Diese Kurse bieten die Möglichkeit, zu sich selbst zurückzufinden. In den Kursstunden liegt das Augenmerk nicht auf dem Kind, sondern ich tue etwas für mich, was mir Spaß macht, mich interessiert oder mir Entspannung bringt. Das hat mir immer neue Kraft gegeben. Ich konnte mich als Mensch fühlen statt als Mutter, die es einfach nicht hinkriegt."

Mutter eines 19-jährigen an ADHS leidenden jungen Mannes

Auch das Angebot der **Familienbildungsstätten** in Köln birgt für Eltern viele Entspannungsmöglichkeiten. In den unterschiedlichen Kursen rund um Gesundheit, Familie und Arbeitswelt kann man etwas für sich tun und ein wenig Abstand zu den täglichen Problemen gewinnen.

Informationen und Kursprogramme der Familienbildungsstätten und Bildungswerke in Köln unter: www.bildungswerk-koeln.de; www.fbs-koeln.org; www.familienbildung-koeln.de; www.bfmf-koeln.de
Kontaktdaten finden Sie in Kapitel 3.1. Anlaufstellen in Köln von A bis Z unter dem Stichwort „Familienbildungseinrichtungen".

Elterntrainings

Wer gegen den Alltagsstress mit einem von AD(H)S betroffenen Kind aktiv werden will, kann ein Elterntraining machen. In der Regel finden sie über einen gewissen Zeitraum statt. Inhalte solcher Trainings sind unter anderem Besprechung von Konfliktsituationen und deren mögliche Lösungen; Kommunikation, Regeln und Grenzen, Konfliktmanagement, Stressbewältigung und der gezielte Einsatz von Lob und anderen positiven Verstärkern. So lassen sich Belastungssituationen im Alltag verbessern und neue Wege im Familienalltag finden, die das Zusammenleben erleichtern.

→ Ausführliche Infos zu Elterntrainings finden Sie im Kapitel 2.3. Familie und Erziehung.

Eltern-Kind-Kuren

Manchmal reicht ein „Auszeittermin" in der Woche nicht mehr, um Reserven wieder aufzufüllen. Spätestens, wenn Eltern das Gefühl haben, alles wächst ihnen über den Kopf und nichts geht mehr, ist es an der Zeit mehr zu tun. Vielleicht bietet eine Kur den Weg in eine langfristigere Regeneration.

Eine Kur wird in der Regel vom „Hausarzt" verordnet. Auch die Kinderärztin kann dem Kind eine Kur verschreiben, wobei ein Elternteil als Begleitperson eingetragen wird. Um aber Angebote in einer Kur wie Massagen, Gesprächstherapie, Sport etc. nutzen zu können, muss dem Elternteil die Kur verschrieben worden sein. Es ist auch möglich, eine Kur mit Anwendungen für Kind und Elternteil zu beantragen.

Die Finanzierung einer Kur erfolgt durch die Krankenkasse. Von ihr erhält man die nötigen Formulare zur Beantragung, unter anderem Vordrucke zu ärztlichen Berichten für Elternteil und Kind, die vom Kinderarzt oder vom Hausarzt ausgefüllt werden müssen.

Nicht betroffene Kinder unter zwölf Jahren können am Kuraufenthalt begleitend teilnehmen.

Eltern-Tipp: Wo eine Kur machen?

Machen Sie sich schlau: Schauen Sie auf die Internetseite Ihrer Krankenkasse, dort stehen in der Regel die Kureinrichtungen, mit denen sie zusammenarbeitet. Es gibt einige Kliniken, die sich auf die Behandlung von AD(H)S-Betroffenen spezialisiert haben. Überlegen Sie, welche Einrichtung am besten zu Ihnen und zum Ziel der Kur passt.

Hilfe in allen Fragen rund um eine Kur und deren Beantragung gibt der „Deutsche Arbeitskreis für Familienhilfe". Er hat eine kostenlose telefonische Beratungshotline. Alle Infos zum Arbeitskreis unter www.ak-familienhilfe.de; Hotline: (0 800) 9 32 11 11.

Beratung für Mütter-Kuren, Mutter-Kind-Kuren und Vater-Kind-Kuren in den eigenen Gesundheitszentren bietet zum Beispiel die AWO in Köln an. Infos unter www.awo-koeln.de; Kontakt: AWO-Gesundheitszentrum, Tel.: (02 21) 20 40 7 41.

Hat man eine Einrichtung gefunden, sollte man sich überlegen, zu welchem Zeitpunkt man die Kur wahrnehmen möchte. In den Schulferien sind die Plätze der Einrichtungen schon früh vergeben, deshalb ist es notwendig, sich frühzeitig anzumelden. Kurz vor Beantragung der Kur ist es sinnvoll, bei der ausgewählten Einrichtung nachzufragen, ob zum gewählten Zeitraum überhaupt noch Plätze frei sind.

Manchmal ist aus beruflichen Gründen nur ein bestimmter Zeitpunkt möglich. Dann hilft eventuell ein Schreiben des Arbeitgebers, warum man nur in dieser Zeit eine Kur antreten kann. Auch auf den Schulbesuch der Kinder hinzuweisen, ist bestimmt von Vorteil. Allerdings verfügen die Kureinrichtungen in der Regel über die Möglichkeit, die Kinder während des Kuraufenthaltes in den unterschiedlichen Schulfächern zu unterrichten.

Ein Kuraufenthalt geht in der Regel über drei Wochen und wird nicht dem Urlaubsanspruch zugerechnet. Schon die enorme Entlastung in alltagsüblichen Tätigkeiten ist für viele Eltern Luxus pur. Die Kinder werden tagsüber fachlich und menschlich bestens betreut. Die Landschaft um die Kureinrichtung ist meistens sehr idyllisch und wirkt dadurch entspannend. Es werden Gesprächskreise zu unterschiedlichen Themen angeboten. In der Regel bieten solche Kureinrichtungen tatsächlich ein Rundum-Wohlfühl-Paket an. Die vielfältigen Therapieformen in einer Kureinrichtung sollen Körper und Seele gleichermaßen erreichen.

In einigen Kureinrichtungen wie etwa der **Ostseeklinik Grömitz**, den **Fachkliniken Münstertal** oder dem **Caritas-Haus Feldberg** werden Eltern viele Angebote speziell zum Thema AD(H)S gemacht. In manchen Kliniken werden sogar Elterntrainings angeboten. Wenn Eltern allerdings einmal Abstand vom Thema AD(H)S benötigen, sollte auch das in die Überlegung zur geeigneten Kureinrichtung einfließen.

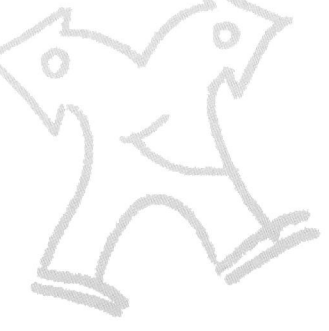

Eltern-Tipp: Pause mit Eltern-Kind-Kur

„Ich hatte das Gefühl, mit allem nicht mehr fertig zu werden. Wir hatten bereits Elterntrainings, viele Therapeutengespräche etc. hinter uns. In der Schule lief es nach vielen Schwierigkeiten mittlerweile auch ganz gut – aber ich war am Ende. Die letzten Jahre waren sehr anstrengend gewesen und hatten mich sehr viel Kraft gekostet. Zum Thema ADHS wollte ich auch dringend eine Pause – es reichte einfach. Dann empfahl mir eine Freundin eine schöne Klinik ohne AD(H)S-Spezialisierung, in der sie sich mit ihrem von AD(H)S betroffenen Sohn trotzdem super erholt hatte. Kurzentschlossen suchte ich mir die Kurklinik im Internet heraus. Als ich mit den Kindern dann ein halbes Jahr später dort in der Kur war, freute ich mich, diesen Schritt gewagt zu haben. Auch die Kinder wollten gar nicht mehr weg."

Mutter von zwei Kindern mit ADHS

Paar-Zeit

Die Paarbeziehung der Eltern kommt in Familien mit „AD(H)S-Kindern" allzu oft zu kurz. Wann haben Sie das letzte Mal mit Ihrem Partner/Ihrer Partnerin ohne „Kinderkram" Zeit verbracht? Nicht die abendliche gemeinsame Stunde zu Hause ist gemeint, wenn die Kinder endlich im Bett sind, bevor man selber kaputt in die Heia fällt, sondern tatsächlich die bewusst verbrachte Zeit zu zweit.

Unser Tipp: Verbringen Sie regelmäßig Zeit miteinander – unbedingt auch ohne Kinder. Gehen Sie ins Theater, ins Kino oder einmal zum Essen aus. Eltern von Kindern mit einer AD(H)S haben viele Baustellen, die sie täglich bearbeiten. Dabei gehen die positiven Seiten der Beziehung oft unter. Ähnliches gilt für Alleinerziehende: Wann haben Sie sich das letzte Mal, ohne Ihr Kind, unter Freunden als Mensch (als Frau/als Mann) wahrgenommen? Nehmen Sie sich diese Zeit für sich, wahrscheinlich gibt es eine Oma, einen Freund oder eine Freundin, die abends mal einspringen kann. Denn eins ist sicher: Glückliche Eltern haben in der Regel auch glücklichere Kinder!

Nobody is perfect

Trotz all unseres Wissens über AD(H)S; egal, wie toll wir die Therapien unserer Kinder managen; und auch, wenn wir es schaffen, unsere Energietanks regelmäßig aufzuladen – es wird immer wieder Tage geben, an denen überhaupt nichts klappt.

Wer kennt das nicht: Die Erzieherin im Kindergarten, der Lehrer in der Schule geht nicht so mit dem eigenen Kind um, wie man es gerne hätte. Ist das Kind dann zu Hause, schafft man es im Umgang selber nicht, seinen eigenen Erwartungen gerecht zu werden. Man streitet sich, ist wütend und verzweifelt. Liegt das Kind (endlich) abends im Bett, plagen einen die Selbstvorwürfe noch mehr als am Tag. Man zweifelt an sich selbst, ist sauer auf das Kind und auf die ganze Welt. Und dann soll man auch noch früh schlafen gehen, um für den nächsten (Kampf-)Tag fit zu sein!

Abends mit dem vergangenen Tag auf irgendeine Weise Frieden zu schließen und sich wieder Mut für den nächsten Tag zu machen – das hilft. Ein kurzer Spaziergang durch die ruhigen Straßen zum Beispiel, ein Mut-Mach-Gespräch mit dem Partner oder ein tröstliches Telefonat mit einer Freundin/einem Freund. Oder ein abendliches Ritual, dem man es schafft, sich einzugestehen, dass man nicht perfekt sein kann, sich seine Fehler vergibt, weil man eben auch nur ein Mensch ist.

Eltern-Tipp: Vergeben und vergessen!

Russell A. Barkley, einer der angesehensten AD(H)S-Experten in den USA, gibt Eltern acht Handlungsprinzipien für ihren Alltag mit einem an einer AD(H)S erkrankten Kind auf den Weg.

Im achten Prinzip sagt Barkley: „Praktizieren Sie Vergebung. Und zwar bewusst jeden Abend, nachdem Sie das Kind/die Kinder ins Bett gebracht haben. Vergeben Sie erst Ihrem Kind im Geiste für sein Fehlverhalten an diesem Tag; lassen Sie Ärger, Enttäuschung und andere destruktive Gefühle los. Dann vergeben Sie denjenigen (Lehrern, Freunden, anderen Kindern), die Ihr Kind an diesem Tag wegen seiner Krankheit missverstanden oder ungerecht behandelt haben. Schließlich vergeben Sie sich selbst: dafür, dass Sie mal wieder genervt waren, die Geduld verloren haben, Fehler gemacht haben im Umgang mit Ihrem Kind. Und nehmen sich vor, es morgen besser zu machen."

„Es wäre kaum übertrieben zu sagen, dass das achte Prinzip einmal mein Leben gerettet hat. Diese fast meditative Übung habe ich in einer Zeit, als es mir sehr, sehr schlecht ging, jede Nacht am Bett meines schlafenden Kindes gemacht. So konnte ich halbwegs mit mir selber im Reinen schlafen gehen — das hat mir sehr geholfen und mich gestärkt."

Mutter eines damals sechsjährigen Jungen mit ADHS

Russell A. Barkleys Aufsatz „Eight Principles to Guide ADHD Children" wird — auf Englisch — im Internet frei vertrieben. Einfach Barkley und den Titel bei einer Suchmaschine eingeben. Ein weiteres Buch von Barkley finden Sie in Kapitel 3.2. Literatur.

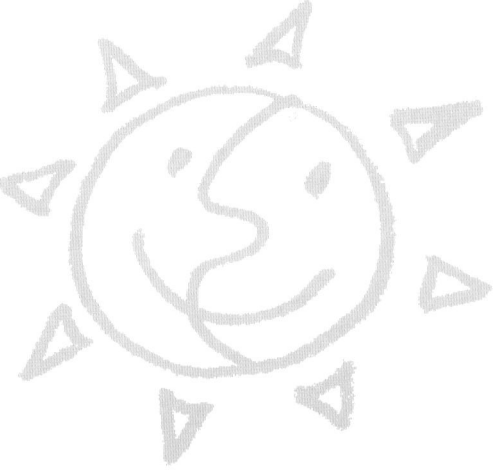

Kapitel 3
Anlaufstellen, Literatur und Internetadressen

3.1. Anlaufstellen in Köln von A bis Z

Der Adressteil des AD(H)S-Führers kann (leider!) keinen Anspruch auf Vollständigkeit erheben. Die Daten basieren zum größten Teil auf einer schriftlichen Umfrage bei Fachleuten und -einrichtungen im ADHS-Kompetenznetzwerk Köln sowie bei Mitgliedern von Kölner Selbsthilfegruppen. Viele der hier aufgeführten Anlaufstellen und andere mehr sind im jeweiligen thematischen Teil des Buches vorne genauer beschrieben. Alle Angaben ohne Gewähr!

Weitere Anlaufstellen gibt es in der Mitgliederliste im Service-Bereich des „ADHS-Kompetenznetzwerk Köln" auf der Seite www.adhsnetz-koeln.de

Für Fachleute: Wenn Sie Hilfen bei AD(H)S anbieten und Ihre Einrichtung hier vermissen, schreiben Sie eine E-Mail an: adhs.guide@yahoo.de

Für Eltern: Sollten Sie einen Tipp haben, wo Eltern (und Kindern mit AD(H)S) in Köln weitergeholfen wird, senden Sie eine E-Mail an: adhs.guide@yahoo.de

AD(H)S-Trainings
Für Kinder bzw. für Eltern und Kinder

Das Zentrum
DNZ Praxis für Sport-, Ergo- und Physiotherapie GmbH
AD(H)S-Training nach Lauth und Schlottke, Marburger Konzentrationstraining
Siehe Ergotherapie

Ergotop – Zentrum für Ergotherapie
Ergotherapie Köln Südstadt
THOP-Elternberatung und Training, Marburger Konzentrationstraining für Kinder, Sozialkompetenztraining
Siehe Ergotherapie

Institut für Legastheniker-Therapie, Köln
Training zum Aufbau von sozial kompetentem Verhalten u. a.
Siehe Lern- und Therapiezentren

Kinderzentrum Porz e.V.
Konzentrationstraining nach Lauth und Schlottke, Marburger Konzentrationstraining
Siehe Einrichtungen für Diagnostik und Therapie

Klettenberger Praxis für Ergotherapie
Marburger Konzentrationstraining, THOP, Aufmerksamkeitstraining nach Lauth und Schlottke, Elterntraining
Siehe Ergotherapie

Klinik und Poliklinik für Psychiatrie und Psychotherapie des Kindes- und Jugendalters der Universität zu Köln, Eltern-Kind-Station
Vier Wochen intensive Kurzzeittherapie nach THOP- und PEP-Elterntraining stationär
Siehe Einrichtungen für Diagnostik und Therapie

Kölner Therapiezentrum für Kinder und Jugendliche mit Teilleistungsstörungen
Aufmerksamkeitstraining nach Lauth und Schlottke
Siehe Einrichtungen für Diagnostik und Therapie

Mindmap
Marburger Konzentrationstraining
Siehe Lern- und Therapiezentren

Praxis für angewandte Pädagogik
Eva Stark
Elterntraining, Konzentrationstraining, Aufmerksamkeitstraining, Selbstinstruktionstraining u. a.
Siehe Lern- und Therapiezentren

Praxis für Ergotherapie
Claudia Gottschalk
Marburger Konzentrationstraining (ab Kindergartenalter), THOP, Aufmerksamkeitstraining nach Lauth und Schlottke
Siehe Ergotherapie

Praxis für Ergotherapie
S. Marx & J. Scheven
AD(H)S-Trainer nach Lauth und Schlottke
Marburger Konzentrationstraining, Attentioner-Programm,
Siehe Ergotherapie

Praxis für Ergotherapie
Dagmar Trampusch
Marburger Konzentrationstraining, THOP,
Attentioner- und Alert-Programm
Siehe Ergotherapie

Praxis für Ergotherapie und Kunsttherapie
Yvonne Richter
Ganzheitliches Gedächtnis- und Hirnleistungs-
training, lebenspraktisches Training für
Erwachsene und Jugendliche ab 12 Jahren
Siehe Ergotherapie

Praxis für Psychotherapie und Lehrpraxis
Dr. rer. soc. Dipl.-Psych. Thorsten Kausch
Aufmerksamkeits- und Gedächtnistraining,
Elterntraining
Siehe Kinder- und Jugendlichen-
Psychotherapeuten

PTE Siegburg
ADHS und ADS-Therapie nach Lauth und
Schlottke, Marburger Konzentrationstraining,
Training der sozialen Kompetenz, THOP,
Lernstrategietraining
Siehe Lern- und Therapiezentren

PTE Leverkusen
ADHS und ADS-Therapie nach Lauth und
Schlottke, Marburger Konzentrationstraining,
Training der sozialen Kompetenz, THOP,
Lernstrategietraining
Siehe Lern- und Therapiezentren

Sozialpädiatrisches Zentrum am Kinder-
krankenhaus Amsterdamer Straße
Kliniken der Stadt Köln gGmbH
Elterngruppentraining PEP, Kindergruppentraining
Siehe Einrichtungen für Diagnostik und Therapie

Therapiezentrum für Kommunikations-
störungen TKKGe GmbH
Konzentrationstraining, Wahrnehmungstraining
Siehe Ergotherapie

Universität zu Köln
Humanwissenschaftliche Fakultät
Arbeitsgruppe Prof. Dr. Lauth
Jugendliche und Eltern-Kind-Training:
Frau Kimmig, Tel.: (02 21) 4 70 21 55
Elterntraining bei Schulkindern:
Frau Wach, Tel.: (02 21) 4 70 13 47
www.hf.uni-koeln.de/hplauth
Training in sozialen Kompetenzen, in
Selbstmanagement und Steuerung für Kinder von
6-12 Jahren; Training für Eltern, Elterntraining für
Migranten (türkisch)

AD(H)S-Trainings
Für Eltern

Familienberatung der Stadt Köln
Elterntraining
Siehe Erziehungs- und Familienberatung

Klinik für Kinder- und Jugendpsychiatrie und
Psychotherapie des Kinderkrankenhauses
Amsterdamer Straße mit Sitz in Holweide
Spezielles Elterntraining nach PRECONDIS-Studie
im Rahmen eines stationären Aufenthaltes des
Kindes
Siehe Einrichtungen Diagnostik und Therapie

Mindmap
AD(H)S-Elterntraining: Einzel- und Gruppen-
training, Kosten: 120 Euro pro Person und Kurs
Siehe Lern- und Therapiezentren

Praxis Adrian und Wolf
ADHS-Elterntraining
Siehe Kinder- und Jugendlichen-Psycho-
therapeuten

Südraum
Im Sionstal 8
50678 Köln
Tel.: (02 21) 20 47 83 04
suedraum@online.de
www.südraum-köln.de
Ansprechpartner:
Frau Karin Knudsen: Zertifizierte Elterntrainerin
bei ADS/ADHS, Psych. Beraterin/ADHS Coach
Nina Scheeren-Lieven: Erzieherin, Kunsttthera-
peutin, Heilpraktikerin für Psychotherapie
Tel.: (02 21) 46 75 97 67
AD(H)S-Elterntraining, auch spezielle Gruppen für
Alleinerziehende

Verein für integrative Förderung Kognition-
Emotion e.V.
Elterncoaching: „Bewusste Erziehung positiv-
starker Kinder" in Gruppen oder individuell
Siehe Lern- und Therapiezentren

AD(H)S-Trainings
Für Erwachsene

Universität zu Köln
Humanwissenschaftliche Fakultät
AD(H)S-Training für Erwachsene
Prof. Dr. G. Lauth, Prof. Dr. W. R. Minsel
Kognitiv-verhaltenstherapeutisch orientiertes
Gruppentraining für bis zu zehn Erwachsene (vor-
wiegend Studierende)
Siehe Erwachsene und AD(H)S

Einrichtungen für
Diagnostik und Therapie

Kinderzentrum Porz e.V.
Theodor-Heuss-Str. 76
51149 Köln
Tel.: (0 22 03) 93 25 55 oder 93 25 56
Fax: (0 22 03) 93 25 57
kizporz@aol.com
www.kinderzentrum-porz.de
Anmeldungen im Sekretariat über Herrn Hauke
und Frau Loog
Verhaltenstherapie, verschiedene Konzentrations-
trainings, Ergotherapie, Psychomotorik, Eltern-
beratung u. a., für Kinder vom Säuglingsalter bis
zur Einschulung. Behandlung von Schulkindern
evtl. möglich, bitte jeweils erfragen.

Klinik für Kinder- und Jugendpsychiatrie und
Psychotherapie des Kinderkrankenhauses
Amsterdamer Straße mit Sitz in Holweide
Florentine-Eichler-Str. 1
51067 Köln
Institutsambulanz: Frau Dr. F. Hahn
Tel.: (02 21) 89 07-20 11
Fax: (02 21) 89 07-20 53
Privatambulanz: Prof. Dr. med. Ch. Wewetzer
Tel.: (02 21) 89 07-20 21
Fax: (02 21) 89 07 20 52
www.kliniken-koeln.de/krankenhaeuser
Tagesklinische und stationäre Diagnostik und
Therapie, Elterntraining im Rahmen der PRECON-
DIS-Studie, Medikamenten-Sprechstunde,
Gruppentherapie, für Kinder bis zu 17 Jahren

Klinik und Poliklinik für Kinderheilkunde an
der Universität zu Köln
Sozialpädiatrisches Zentrum
Kerpener Str. 62, Gebäude 26
50937 Köln
Tel.: (02 21) 4 78-59 00

spz@uk-koeln.de
www.medizin.uni-koeln.de/kliniken/kinder/spz
Ganzheitliche, umfassende Diagnostik durch
interdisziplinäres Team, Befundbesprechung und
Besprechung therapeutischer Maßnahmen, für
Kinder von 0-16 Jahren

Klinik und Poliklinik für Psychiatrie und
Psychotherapie des Kindes- und Jugendalters
der Universität zu Köln
Eltern-Kind-Station
Robert-Koch-Str. 10
50931 Köln
Tel.: (02 21) 4 78 86 60-0/-1
eltern-kind-station@uk-koeln.de
www.kjp-uni-koeln.de
Stationäres, i. d. R. vierwöchiges Programm für
verhaltensauffällige Kinder im Alter von 2-10
Jahren mit Diagnostik (intensive Kurzzeittherapie)

Klinik und Poliklinik für Psychiatrie und
Psychotherapie des Kindes- und Jugendalters
der Universität zu Köln
Schwerpunktambulanz AD(H)S
Robert-Koch-Str. 10
50931 Köln
Tel.: (02 21) 4 78-53 37
Fax: (02 21) 4 78-61 04
www.kjp-uni-koeln.de
Anmeldung über Allgemeine Ambulanz KJP zur
Psychotherapieambulanz dann Weiterleitung an
Schwerpunktambulanz.
Ansprechpartner: Frau Dr. Wolff Metternich, Frau
Schürmann
Ambulante Psychotherapie und Diagnostik, Arbeit
mit Eltern und Kind von 3-12 Jahren

Kölner Therapiezentrum für Kinder und
Jugendliche mit Teilleistungsstörungen
Wendelinstr. 64
50933 Köln-Müngersdorf
Tel.: (02 21) 4 91 14 00
Fax: (02 21) 4 91 14 64
tz-koeln@t-online.de
www.koelner-therapiezentrum.de
Außenstellen in Bocklemünd, Höhenberg und im
Agnesviertel; Sprachtherapie und Lernförderung,
Ergotherapie, Psychomotorik, Sportgruppe,
Aufmerksamkeitstraining nach Lauth und
Schlottke, Verhaltenstherapie (THOP, SELBST),
Familientherapie, Heilpädagogische Entwicklungs-
förderung. 2 x jährlich Elterngruppen zum Thema
„ADHS und oppositionelles Verhalten",
Schwerpunktthema der Elterngruppen „Regeln
und Grenzen"; für Schüler/-innen bis zu 18 Jahren;
Sprachen: Deutsch, Türkisch, Spanisch

**Sozialpädiatrisches Zentrum am
Kinderkrankenhaus
Kliniken der Stadt Köln gGmbH**
Amsterdamer Str. 49
50735 Köln
Tel.: (02 21) 89 07 55 67
spz@kliniken-koeln.de
www.spz-koeln.de
*Multimodale Diagnostik von ADHS/ADS mit
abschließender Beratung, Elterngruppentraining
PEP, Medikamentöse Behandlung, Kindergruppen-
training u. a., für Kinder von 3-18 Jahren*

**Zentrum für Frühbehandlung und
Frühförderung gGmbH**
Ehrenfeld
Maarweg 130
50825 Köln

Kinderneurologische Untersuchung und Beratung
Tel.: (02 21) 95 42 50 42
Fax: (02 21) 95 42 50 55
aerzte@fruehbehandlung.de

Geschäftsführung
Tel.: (02 21) 95 42 50 40
Fax: (02 21) 95 42 50 55
kontakt@fruehbehandlung.de
www.fruehbehandlung.de

• **Bayenthal**
Bonner Str. 147
50968 Köln
Tel.: (02 21) 7 10 89 63
Fax: (02 21) 7 10 89 99
bayenthal@fruehbehandlung.de

• **Bocklemünd**
Görlinger Zentrum 6
50829 Köln
Tel.: (02 21) 99 50 95-0
Fax: (02 21) 99 50 95-29
bocklemuend@fruehbehandlung.de

• **Braunsfeld**
Stolberger Str. 112
50933 Köln
Tel.: (02 21) 7 10 89-0
Fax: (02 21) 7 10 89-29
braunsfeld@fruehbehandlung.de

• **Chorweiler**
Florenzer Str. 82
50765 Köln
Tel.: (02 21) 2 79 14 96
Fax: (02 21) 2 79 14 97
chorweiler@fruehbehandlung.de

• **Ehrenfeld**
Maarweg 130
50825 Köln
Tel.: (02 21) 95 42 50 20
Fax: (02 21) 95 42 50 33
ehrenfeld@fruehbehandlung.de

• **Kalk**
Rolshover Str.11
51105 Köln
Tel.: (02 21) 2 78 05-0
Fax: (02 21) 2 78 05-31
kalk@fruehbehandlung.de

• **Meschenich**
Zaunhofstr 1
50997 Köln
Tel.: (0 22 32) 6 91 23
Fax: (0 22 32) 15 90 15
meschenich@fruehbehandlung.de

• **Mülheim**
Holweider Str. 38
51065 Köln
Tel.: (02 21) 96 22 40
Fax: (02 21) 9 62 24 30
muelheim@fruehbehandlung.de

Ergotherapie

**Das Zentrum
DNZ Praxis für Sport-, Ergo- und
Physiotherapie GmbH**
Vogelsanger Str. 78
50823 Köln
Tel.: (02 21) 9 52 93 90
Fax: (02 21) 9 52 93 949
info@das-zentrum.eu
www.das-zentrum.eu
*Verhaltenstherapeutische Angebote, AD(H)S-
Training nach Lauth und Schlottke, Marburger
Konzentrationstraining, Therapie von Wahr-
nehmungsstörungen und Motorikproblemen
zum Beispiel Sensorische Integrationstherapie,
ab 3 Jahren*

**Ergotop – Zentrum für Ergotherapie
Köln Südstadt**
Lothringer Str. 12
50677 Köln
Tel.: (02 21) 3 31 94 21 oder 3 99 33 50
Fax: (02 21) 3 99 33 51
info@ergotop-koeln.de
www.ergotop-koeln.de
*Gruppen- und Einzeltherapie, Marburger
Konzentrationstraining, THOP-Elternberatung und*

Training, AD(H)S-Behandlung nach Lauth und Schlottke u. v. m. Einige Ergotherapeuten haben eine Zusatzausbildung zum AD(H)S-Therapeuten.

Klettenberger Praxis für Ergotherapie
Siebengebirgsallee 1
50939 Köln
Tel.: (02 21) 94 64 46 45
Fax: (02 21) 99 20 59 64
gh@ergotherapie-henne.de
www.ergotherapie-henne.de
Intra-Act-Plus-Konzept, Marburger Konzentrationstraining, Aufmerksamkeitstraining nach Lauth und Schlottke, THOP, Eltern- und Umfeldberatung, ADHS-Beratung aus ayurvedischer Sicht, Elterntraining, Hausaufgabentraining, Entspannungstraining, Alert-Programm u. v. m., ab Vorschulalter

Praxis für Ergotherapie
Claudia Gottschalk
Am Beethovenpark 28
50935 Köln
(02 21) 2 80 57 00
und
Ernst-Mühlendyck-Str. 18
51143 Köln-Porz
Tel.: (0 22 03) 1 04 38 25
info@ergotherapie-gottschalk.de
www.ergotherapie-gottschalk.de
Sensorische Integration, Hörwahrnehmungstraining, Entspannungstraining für Eltern und Kinder, Elternberatung, Marburger Konzentrationstraining (ab Kindergartenalter), THOP, Aufmerksamkeitstraining nach Lauth und Schlottke u. v. m., Sprachen: Deutsch, Arabisch

Praxis für Ergotherapie
S. Marx & J. Scheven
Krankenhausstr. 38-40
50354 Hürth
Tel.: (0 22 33) 61 34 30
Fax: (0 22 33) 61 34 31
und
Burgstr. 25
50321 Brühl
Tel.: (0 22 32) 4 33 22
Fax: (0 22 32) 4 33 21
info@ergotherapie-erftkreis.de
www.ergotherapie-erftkreis.de
AD(H)S-Trainer nach Lauth und Schlottke, Sensorische Integrationstherapie, Marburger Konzentrationstraining, Attentioner-Programm, Triple-P-Beratung, Systemische Familienberatung u. v. m., Sprachen: Deutsch, Englisch, Italienisch, Russisch

Praxis für Ergotherapie
Dagmar Trampusch
Salierring 11
50677 Köln
Tel.: (02 21) 3 12 17 00
Fax: (02 21) 8 01 62 05
d.trampusch@netcologne.de
www.ergotherapie-trampusch.de
Sensorische Integrationstherapie und CO-OP, Intra-Act-Plus-Konzept, Körperbezogene Integrationstherapie nach Jansen/Streit, Attentioner- und Alert-Programm, THOP, Marburger Konzentrationstraining u. v. m., auch für Erwachsene mit AD(H)S

Praxis für Ergotherapie und Kunsttherapie
Yvonne Richter
Sebastianstr. 148
50735 Köln
Tel.: (02 21) 7 12 26 76 oder 9 77 53 42
praxis@kunst-ergo.de
www.kunst-ergo.de
Ab 12 Jahren und Erwachsene: Hirnleistungstraining, Einzel- und Gruppenbehandlungen, fortlaufende AD(H)S-Gruppe (dienstags 18:00-20:00 Uhr), Angehörigenberatung, Vermittlung von Hilfsangeboten u. v. m., Sprachen: Deutsch, Englisch

Therapiezentrum für Kommunikationsstörungen
TKKGe GmbH
Geibelstr. 29-31
50931 Köln
Tel.: (02 21) 2 70 74 73
Fax: (02 21) 2 70 74 72
info@tkkge.org
www.tkkge.org
Einzeltherapie mit versch. Therapieansätzen zum Beispiel Sensorische Integration; Verhaltenstherapie, Wahrnehmungs- und Konzentrationstraining, Logopädie u. v. m.

Erwachsene und AD(H)S

AHDS-Selbsthilfegruppe „ü18" – Köln-West des ADHS Deutschland e.V.
Selbsthilfegruppe für Erwachsene mit ADHS
Siehe Selbsthilfegruppen

Praxis für Ergotherapie
Dagmar Trampusch
Sensorische Integrationstherapie und CO-OP, Intra-Act-Plus-Konzept, Körperbezogene Integrationstherapie nach Jansen/Streit, Attentioner- und Alert-Programm, THOP,

Marburger Konzentrationstraining u. v. m., auch für Erwachsene mit AD(H)S
Siehe Ergotherapie

Praxis für Ergotherapie und Kunsttherapie
Yvonne Richter
Hirnleistungstraining, Einzel- und Gruppenbehandlungen, fortlaufende AD(H)S-Gruppe (dienstags 18:00-20:00 Uhr), Angehörigenberatung, Vermittlung von Hilfsangeboten u. v. m.
Siehe Ergotherapie

Praxis für Verhaltenstherapie
Dr. Renate Beckmann
Schwerpunkt A(D)HS im Erwachsenenalter
Am Weidenpesch 7
50858 Köln
Tel.: (02 21) 48 37 53
vt-praxis-drbeckmann@t-online.de
www.adhs-diagnose.de
Diagnostik und Verhaltenstherapie, einzeln und in der Gruppe bei Erwachsenen mit AD(H)S, Paargespräche oder Paartherapie möglich

Universität zu Köln
Humanwissenschaftliche Fakultät
AD(H)S-Training für Erwachsene
Prof. Dr. G. Lauth, Prof. Dr. W. R. Minsel
Gronewaldstr. 2
50931 Köln
(02 21) 4 70 47 25
hraven@uni-koeln.de
www.ads-projekt.uni-koeln.de
Kognitiv-verhaltenstherapeutisch orientiertes Gruppentraining für bis zu zehn Erwachsene (vorwiegend Studierende), Kosten: 50 Euro pro Person

Erziehungs- und Familienberatung

Familienberatung der Stadt Köln
Dipl.-Päd. Barbara Noack
Koordinatorin Kompetenznetzwerk ADHS Köln
Rolshover Str. 11
51105 Köln
Tel.: (02 21) 5 60 51-14/-0 oder
(02 21) 5 60 51-31
noack.familienberatung@web.de
www.stadt-koeln.de
www.adhsnetz-koeln.de
Kostenlose Beratung für Eltern, Jugendliche und junge Erwachsene zu allen Themen rund um AD(H)S, Elterntraining für Eltern von Kindern zwischen drei und elf Jahren, Vermittlung von speziellen Anlaufstellen und Hilfen aus dem Kompetenznetzwerk ADHS

Katholische Beratungsstelle für Eltern, Kinder und Jugendliche
Erziehungs- und Familienberatung
Arnold-von-Siegen-Str. 5
50678 Köln
Tel.: (02 21) 60 60-85 40
Fax: (02 21) 60 60-85 444
sekretariat@beratung-in-koeln.de
www.beratung-in-koeln.de
Kostenlose Beratung rund um alle Fragen, Sorgen und Krisen bzgl. Bindung und Erziehung im Zusammenhang mit der kindlichen und familiären Entwicklung

Systemische Familienberatung
Eva Pörsch
Birkenfelderstr. 15
50935 Köln
Tel.: (01 62) 1 69 78 45
eva.poersch@web.de
Systemische Familienberatung/-therapie

Familienbildungseinrichtungen

Begegnungs- und Fortbildungszentrum muslimischer Frauen e.V.
Liebigstr. 120 b
50823 Köln
Tel.: (02 21) 8 00 12 10
Fax: (02 21) 80 01 21 28
kontakt@bfmf-koeln.de
www.bfmf-koeln.de

Bildungswerk der Erzdiözese Köln e.V.
Katholisches Bildungswerk Köln
Domkloster 3
50667 Köln
Tel.: (02 21) 92 58 47 50
Fax: (02 21) 92 58 47 51
info@bildungswerk-koeln.de
www.bildungswerk-koeln.de

Elternbildungswerk Köln-Neubrück e.V.
An St. Adelheid 5
51109 Köln
Tel.: (02 21) 89 56 33
info@eb-neubrueck.de
www.eb-neubrueck.de

Die Katholische Familienbildung Köln e.V.
Geschäftsstelle
Katholische Familienbildung e.V.
Arnold-von-Siegen-Str. 7
50678 Köln
geschaeftsstelle@familienbildung-koeln.de
www.familienbildung-koeln.de

Zweigstellen:

• **FamilienForum Agnesviertel**
Weißenburgstr. 14
50670 Köln
Tel.: (02 21) 7 75 34 60
Fax: (02 21) 7 75 34 66
info.agnesviertel@familienbildung-koeln.de
www.familienbildung-koeln.de

• **FamilienForum Vogelsang**
Rotkehlchenweg 49
50829 Köln
Tel.: (02 21) 9 58 59 60
Fax: (02 21) 9 58 59 64
info.vogelsang@familienbildung-koeln.de
www.familienbildung-koeln.de

• **FamilienForum Südstadt**
Arnold-von-Siegen-Str. 7
50678 Köln
Tel.: (02 21) 93 18 40-0
Fax: (02 21) 3 04 96 36
info.suedstadt@familienbildung-koeln.de
www.familienbildung-koeln.de

• **FamilienForum Deutz Mülheim**
An St. Urban 2
51063 Köln
Tel.: (02 21) 8 80 44-0
Fax: (02 21) 8 80 44-15
info.deutz-muelheim@familienbildung-koeln.de
www.familienbildung-koeln.de

Integrative Freizeiteinrichtungen

Jugendhaus Sürth
Fronhofstr. 42
50999 Köln
Tel.: (0 22 36) 6 54 97
Fax: (0 22 36) 33 00 07
Tel.: (0 22 36) 38 35 40 (Verwaltung)
jugendhaus-suerth@miteinander-leben.com
www.miteinander-leben.com

Rollipop e.V., Verein für gemeinsames
Leben Behinderter und Nichtbehinderter
im Jugendzentrum Glashütte
Glashüttenstr.20
51143 Köln-Porz
Tel.: (02 21) 6 00 17 76
Fax: (02 21) 6 00 17 76
info@rollipop.org
www.rollipop.org

Kinderärzte

Dr. med. Rosemarie Berthold
Kinderärztin
Malmedyer Str. 18
50933 Köln
Tel.: (02 21) 5 99 54 76
Fax: (02 21) 4 69 97 60
Kinder- und Jugendarztpraxis ausschließlich für
AD(H)S-Patienten, Sprachen: Deutsch, Englisch

Ärzte für Kinderheilkunde
Allergologie – Psychotherapie
Reinhart Freund, Wilhelm Fröhlich
Ostheimer Str. 46
51103 Köln (Vingst)
Tel.: (02 21) 87 20 56
freund-froehlich@netcologne.de
AD(H)S-Diagnostik und -Behandlung für Patienten
der eigenen Praxis

Kinder- und Jugendlichen-Psychotherapeuten

Gemeinschaftspraxis für Kinder- und
Jugendlichen-Psychotherapie
Adrian und Wulf
Neusser Str.14
50670 Köln
Tel.: (02 21) 16 82 70 54
Fax: (02 21) 16 82 70 55
kontakt@praxis-adrian-wulf.de
www.praxis-adrian-wulf.de
U.a. AD(H)S-Elterntraining

Kinder- und Jugendpsychotherapeutin
Sabine Karbach
Hohenstaufenring 59
50674 Köln
Tel.: (02 21) 27 22 53 0
Fax: (02 21) 27 22 53 29

Praxis für Psychotherapie und Lehrpraxis
Dr. rer. soc. Dipl.-Psych. Thorsten Kausch
St. Apern-Str. 48-50
50667 Köln
Tel.: (02 21) 2 57 70 17
Aufmerksamkeits- und Gedächtnistraining,
Elterntraining, Paarberatung, Lehrer- und
Schullaufbahnberatung, Stressmanagement

Psychotherapeutische Praxis
Dipl.-Psych. Thomas Michels
Sachsenring 55
50677 Köln
Tel.: (02 21) 9 32 08 02
mail@thomasmichels.de

Psychotherapeutisches Institut am Rhein
Hauptstr. 305
51143 Köln Porz
Tel.: (0 22 03) 59 15 00
Fax: (0 22 03) 5 33 99
info@institut-am-rhein.de
www.institut-am-rhein.de

Kinder- und Jugendpsychiater und -psychotherapeuten

Praxis für Kinder- und Jugendpsychiatrie
und -psychotherapie
Dr. Stefan Battel
Dr. Peter Pelka
Schönhauserstr. 59
50968 Köln
Tel.: (02 21) 9 85 44 60

Praxis für Kinder- und Jugendpsychiatrie
und -psychotherapie
Dr. Ulrich Breiden
Dr. Claudia Schmalen-Breiden
Landgrafenstr. 31-35
50931 Köln
Tel.: (02 21) 9 55 39 47

Praxis für Kinder- und Jugendpsychiatrie
und -psychotherapie
Dr. Heiko Dietrich
Johann-Classen-Str. 68
51103 Köln
Tel.: (02 21) 82 89 58 02

Praxis für Kinder- und Jugendpsychiatrie
und -psychotherapie
Dr. Winfried Even
Dr. Carsten Reister
Breite Str. 108
50667 Köln
Tel.: (02 21) 94 68 04 30

Praxis für Kinder- und Jugendpsychiatrie
und -psychotherapie
Frank Güls
Aachener Str. 1377
50859 Köln
Tel.: (0 22 34) 91 05 91

Praxis für Kinder- und Jugendpsychiatrie
und -psychotherapie
Susanne Hock
Sachsenring 5
50677 Köln
Tel.: (02 21) 9 32 86 13

Praxis für Kinder- und Jugendpsychiatrie
und -psychotherapie
Gerald Langner
Vogelsanger Str. 106-108
50823 Köln
Tel.: (02 21) 5 108 48 46

Praxis für Kinder- und Jugendpsychiatrie
und -psychotherapie
Dr. Paul Gerhard Mackert
Schillingsrotter Str. 19
50996 Köln
Tel.: (02 21) 3 40 33 31

Praxis für Kinder- und Jugendpsychiatrie
und -psychotherapie
Beate Mauerer
Renate Drößler
Deutz-Kalker Str. 16
50679 Köln
Tel.: (02 21) 9 80 86 14

Praxis für Kinder- und Jugendpsychiatrie
und -psychotherapie
Dr. Frank Müller
Hohenstaufenring 4-6
50674 Köln
Tel.: (02 21) 2 40 71 81

Praxis für Kinder- und Jugendpsychiatrie
und -psychotherapie
Ute Müller
Von-der-Leyen-Str. 21
51069 Köln
Tel.: (02 21) 8 20 14 38

**Praxis für Kinder- und Jugendpsychiatrie
und -psychotherapie
Dr. Sigrid Orth**
Kaisersescher Str. 14
50935 Köln
Tel.: (02 21) 9 41 59 90

**Praxis für Kinder- und Jugendpsychiatrie
und -psychotherapie
Dr. Monika Panhuysen
Marita Wessel-Ellermann**
Johann-Classen-Str. 68
51103 Köln
Tel.: (02 21) 82 89 58 02

**Praxis für Kinder- und Jugendpsychiatrie
und -psychotherapie
Dr. Joachim Schreck
Dr. Martin Genau**
Theodor-Heuss-Ring 1/Ebertplatz
50668 Köln
Tel.: (02 21) 73 37 73

**Praxis für Kinder- und Jugendpsychiatrie
und -psychotherapie
Dr. Johanna Steffann**
Kieskaulerweg 156
51109 Köln
Tel.: (02 21) 89 77 75

**Praxis für Kinder- und Jugendpsychiatrie
und -psychotherapie
Dr. Christiane Vossloh**
Donarstr. 65
51107 Köln
Tel.: (02 21) 9 86 23 25

**Praxis für Kinder- und Jugendpsychiatrie
und -psychotherapie
Dr. Walter Wolf**
Helenenstr. 8
50667 Köln
Tel.: (02 21) 2 72 49 10

Lern- und Therapiezentren

Wenn nicht anders vermerkt, ist bei diesen Hilfsangeboten unter bestimmten Voraussetzungen die Kostenübernahme durch das Jugendamt möglich.

Das Hauslehrerteam
Elisabeth von Busch
Am Trutzenberg 7
50676 Köln
Tel.: (02 21) 24 88 04
www.hauslehrerteam.de
Ganzheitliche Einzelnachhilfe in allen Schulfächern mit einem lernpsychologischen Begleitprogramm zu Hause oder im Institut, für Kinder ab 6 Jahren, Team erhält Fortbildungen und Supervision.

**Die Lernwerkstatt
Dipl.-Päd. Uta Henkel**
Dellbrücker Hauptstr. 28
51069 Köln
Tel.: (02 21) 6 80 53 62
Fax: (02 21) 6 80 33 15
lws@lernwerkstatt.de
www.lernwerkstatt.de
Lern- und Therapiezentrum für Lesen, Schreiben und Rechnen, je nach Bedarf auch Einzeltherapie- oder -förderung

Institut für Legastheniker-Therapie, Köln
Spichernstr. 55
50672 Köln
Tel.: (02 21) 7 20 03 14
Fax: (02 21) 9 52 34 28
ilt-koeln@legasthenie-therapie.de
www.legasthenie-therapie.de
Diagnose, spezielle Kombinationstherapie des Programms LARS (LautAnalytischesRechtschreib-System) mit pädagogisch-psychologischer/ psychotherapeutischer Intervention für Kinder mit AD(H)S und Legasthenie

**Lernstudio Bensberg
Praxis für integrative Lerntherapie**
Gladbacher Str. 53
51429 Bergisch Gladbach
Tel.: (0 22 04) 5 79 69
info@lernstudio-bensberg.de
www.lernstudio-bensberg.de
LRS- bzw. Dyskalkulie-Therapie, lerntherapeutische Begleitung, verhaltenstherapeutische Ansätze, Arbeitstechniken, Selbstregulierung und Selbstmanagement

Lerntherapeutisches Zentrum
Rechenschwäche/Dyskalkulie (LZR)
Hansaring 82
50670 Köln
Tel.: (02 21) 9 12 34 50
Fax: (02 21) 9 12 34 52
dys@lzr-koeln.de
www.lzr-koeln.de
Facheinrichtung für Beratung, Diagnostik und
Therapie von Lernstörungen im Bereich des rech-
nerischen Denkens (Dyskalkulie oder
Rechenschwäche), ab 6 Jahren

LOGOS Lernen Lernen
Praxis für Konstruktive LernTherapie,
Diagnostik und Familientherapie
Stieleichenweg 17
50999 Köln
Tel.: (0 22 36) 38 93 64/65
logos@netcologne.de
Lerntherapie bei Lese- und Rechtschreibschwäche,
Rechenschwäche/Dyskalkulie,
Konzentrationsschwächen, Motivationsproblemen;
Familienberatung, ab 6 Jahren

Mindmap
Wiorkowski & Kohle GbR
Glashüttenstr. 20
51143 Köln
Tel.: (0 22 03) 20 14 40
Fax: (0 22 03) 20 14 39
mindmap@netcologne.de
www.mindmap-koeln.de
Marburger Konzentrationstraining für Kinder von
5-18 Jahren, Kosten: 120 Euro pro Kurs

Pädagogisch-therapeutische Einrichtung (PTE)
Bonn
Rochusstr. 86
53123 Bonn-Duisdorf
Tel.: (02 28) 6 19 98 70
Fax: (02 28) 6 19 98 73
pte-bonn@pte.de
www.pte-bonn.de
Therapie und Diagnostik von AD(H)S,
Rechenschwäche (Dyskalkulie), Lese-/und
Rechtschreibschwäche, Unterstützung und
Beratung von Eltern, themenbezogene
Elternseminare

Pädagogisch-therapeutische Einrichtung (PTE)
Leverkusen
Uhlandstr.1
51379 Leverkusen-Opladen
Tel.: (0 21 71) 58 26 89
Fax: (0 21 71) 58 26 94
pte-leverkusen@pte.de
www.pte-leverkusen.de
ADHS und ADS-Therapie nach Lauth und
Schlottke, Lernstrategietraining, THOP-
Elternberatung, Marburger Konzentrations-
training, Training der sozialen Kompetenz

Pädagogisch-therapeutische Einrichtung (PTE)
Siegburg
Kaiserstr. 34
53721 Siegburg
Tel.: (0 22 41) 97 13 13
Fax: (0 22 41) 97 13 14
pte-siegburg@pte.de
www.pte-siegburg.de
ADHS und ADS-Therapie nach Lauth und
Schlottke, Lernstrategietraining, THOP-
Elternberatung, Marburger Konzentrations-
training, Training der sozialen Kompetenz

Praxis für angewandte Pädagogik
Dipl.-Päd. Eva Stark
Medizinisches Zentrum am Park
Jülicher Str. 13
41836 Hückelhoven
Tel.: (0 24 33) 91 24 50
www.paedagogische-adhs-praxis.de
Konzentrationstraining, Aufmerksamkeitstraining,
LRS und Dyskalkulie, Hausaufgabentraining,
Elterntraining, Training zur Lern- und
Merkfähigkeit, für Kinder von 5-15 Jahren

Rechenschwäche-Institut Zahlraum
Dipl.-Päd. Susanne Hortig
Niehler Str. 102/116 Tor 2
50733 Köln
Tel.: (02 21) 7 15 04 63
Fax: (02 21) 9 76 42 81
hortig@zahlraum.de
www.zahlraum.de
Förderdiagnostik, um Ausprägungsgrad einer
Rechenschwäche/Dyskalkulie festzustellen, lern-
therapeutische Förderung, Beratung von Eltern
und Lehrern, Sprachen: Deutsch, Türkisch

Verein für integrative Förderung
Kognition-Emotion e.V.
Heilpädagogisches Zentrum
Kieskaulerweg 154
51109 Köln
und
Sinnersdorfer Weg 12
50354 Hürth
Tel. und Fax: (0 22 33) 9 85 88 34
info@kognition-emotion.de
www.kognition-emotion.de
Tova-Test (computergesteuerter Test zur Messung
der Konzentrations- und Wahrnehmungs-
fähigkeit), kognitive Lernförderung, emotionale
Förderung mit kreativen Mitteln, Elternberatung
und -coaching, für Kinder von 6-12 Jahren,
Sprachen: Deutsch, Arabisch, Hebräisch

Schreiambulanzen

Deutscher Kinderschutzbund
Ortsverband Köln e.V.
Bonner Str. 151
50968 Köln
Tel.: (02 21) 5 77 77-0
Fax: (02 21) 5 77 77-11
info@kinderschutzbund-koeln.de
www.kinderschutzbund-koeln.de

Familienzentrum Die Gute Hand
Jahnstr. 35
51515 Kürten-Biesfeld
Leiterin: Sabine Schürmann
Tel.: (0 22 07) 7 08-12
Entwicklungsberatung:
Tel.: (01 76) 24 72 34 25
entwicklungsberatung@die-gute-hand.de
familienzentrum@die-gute-hand.de
www.die-gute-hand.de

Klinik und Poliklinik für Psychiatrie und
Psychotherapie des Kindes- und Jugendalters
der Universität zu Köln
Robert-Koch-Str. 10
50931 Köln
Frau Dr. Röhling
Tel.: (02 21) 4 78-6100
www.kjp-uni-koeln.de

Zentrum für Frühbehandlung und
Frühförderung gGmbH
Schreibabysprechstunde
Maarweg 130
50825 Köln
Tel.: (02 21) 95 42 50 42
Fax: (02 21) 95 42 50 55
aerzte@fruehbehandlung.de
www.fruehbehandlung.de

Schulen

• **Förderschulen**

Rheinische Förderschule für körperliche und
motorische Entwicklung
Primarbereich
Belvederestr. 149
50933 Köln
Tel.: (02 21)-56 95 95-0
Fax: (02 21)-56 95 95-99
rsfkb@web.de
www.belvederestrasse.lvr.de

Städtische Förderschule für emotionale
und soziale Entwicklung
Lindweiler Hof
Primarstufe und Sek. I
Rochusstr. 80
50827 Köln
Tel.: (02 21) 5 30 40 73
Fax: (02 21) 5 30 47 51
154519@schule.nrw.de
www.lindweilerhof-koeln.de

Städtische Förderschule Sprache
Primarbereich
Marienplatz 2
50676 Köln
Tel.: (02 21) 3 55 33 64 0
Fax: (02 21) 3 55 33 64 17
154246@schule.nrw.de
www.foerderschule-am-marienplatz-koeln.de

• **Integrativ arbeitende Gesamtschulen**

Integrierte Gesamtschule Holweide
Burgwiesenstr. 125
51067 Köln-Holweide
Tel.: (02 21) 96 95 30
Fax: (02 21) 96 95 32 00
183726@schule.nrw.de
www.igs-holweide.de

Gesamtschule Rodenkirchen
Sürther Str. 191
50999 Köln
Tel.: (02 21) 3 50 18-0
Fax: (02 21) 39 35 69
sekretariat@gesamtschule-rodenkirchen.de
www.gesamtschule-rodenkirchen.de

• **Grundschulen mit Gemeinsamem Unterricht**
von behinderten und nicht behinderten
Kindern

Ernst-Moritz-Arndt-Schule (EMA)
Mainstr. 75
50996 Köln
Ev. Grundschule mit gemeinsamem Unterricht
behinderter und nicht behinderter Kinder
Tel.: (02 21) 9 92 25 96-0
Fax: (02 21) 9 92 25 96-15
postmaster@ema-koeln.de
www.ema-koeln.de

Peter-Petersen-Grundschule
Am Rosenmaar 3
51061 Köln
Schulbüro (Irene Hermann)
Tel.: (02 21) 9 38 80 60
Fax: (02 21) 9 38 80 610
ppsamrosenmaar@t-online.de
www.peter-petersen-schule-koeln.de

Städtische Gemeinschaftsgrundschule Zwirnerstr.
Zwirnerstr. 15-17
50678 Köln
Tel.: (02 21) 99 06 76-0
Fax: (02 21) 99 06 76-20
189169@schule.nrw.de

• **Ersatz-/Privatschulen**

Aktive Schule Köln
Grundschule der gemeinnützigen
Gesellschaft ASK mbH
Staatlich genehmigte Ersatzschule
Wasseramselweg 11
50829 Köln
Tel.: (02 21) 16 87 40 99
Fax: (02 21) 99 20 40 19
www.aktive-schule-koeln.de
info@aktive-schule-koeln.de

Claudia-Agrippina Privatschule
Stolberger Str. 112
50670 Köln
Tel.: (02 21) 37 99 64 33
Fax: (02 21) 37 99 06 71
info@claudia-agrippina-privatschule.de
www.claudia-agrippina-privatschule.de

Freie Schule Köln
Gesamtschule (Ersatzschule)
Bernhard-Letterhaus-Str. 17
Eingang Wickrather Str.
50670 Köln
Tel.: (02 21) 2 83 44 20
Fax: (02 21) 2 83 44 22
info@freie-schule-koeln.de
www.freie-schule-koeln.de

HEBO-Privatschule
Staatlich anerkannte Ergänzungsschule zur
Vorbereitung auf Abitur und Mittlere Reife
Am Büchel 100
53173 Bonn
Tel.: (02 28) 7 48 99-0
Fax: (02 28) 7 48 99-23
info@hebo-schule.de
www.hebo-schule.de

Schule und AD(H)S

Fachberatung für AD(H)S der Bezirksregierung
Dezernat 46
Zeughausstr. 2-10
50667 Köln
Tel.: (02 21) 1 47-25 83
Fax: (02 21) 1 47-25 27
Koordination gesamt:
Gerda Moll: gerda.moll@bezreg-koeln.nrw.de
Linksrheinisch:
Gabi Stadler: forstadler@t-online.de
Franke Gerling-Grosse:
gerling-mail@t-online.de
Simone Kurscheidt: simone.kurscheidt@web.de
Rechtsrheinisch:
Elke Hauke: elkehauke@yahoo.de
Patricia Wolf: wolfpw@gmx.de
Pädagogische Hilfen im Alltag als Beratung für die Eltern; Information, Beratung und Fortbildung für Lehrer und Lehrerinnen aller Schulformen; Förderung der Kooperation zwischen Elternhaus und Schule; Vermittlung und Koordinierung von Hilfsangeboten

Internationaler Bund Soziale Dienste GmbH
Pfälzischer Ring 100-102
51063 Köln
Tel.: (02 21) 98 09-5 09/10/01
Ansprechpartner: Michael Boersch, Rosi Ertunc
michael.boersch@internationaler-bund.de
rosi.ertunc@internationaler-bund.de
www.internationaler-bund.de
Sozialpädagogische Beratungsstelle für Berufs-anfänger und Beratungsstelle für Jugendliche im Übergang Schule-Beruf; Beratung von Jugendlichen zwischen 14 und 17 Jahren und ihren Eltern; Durchführung von Elternabenden zur Lösung von Schulproblemen

Schubs
Schulberatungsservice
Dipl.-Päd. Detlef Träbert
Rathausplatz 8
53859 Niederkassel
Tel.: (0 22 08) 90 19 89
Fax: (0 22 08) 90 99 43
info@schulberatungsservice.de
www.schulberatungsservice.de
Elternvorträge, Fortbildungen für Lehrkräfte und Erzieher/-innen zur AD(H)S-Thematik, Vertrieb von DVD-Filmen und Literatur zu AD(H)S

Selbsthilfegruppen

Sonstige Therapien

ADHS-Selbsthilfegruppe Köln – rechtsrheinisch des AD(H)S-Deutschland e.V.
Karin Knudsen
Aachener Str. 489
50933 Köln
Tel.: (02 21) 3 56 17 81
shg-adhs@knudsen-online.com
Selbsthilfegruppe für ADHS-Betroffene und ihre Angehörigen, Treffen jeden zweiten Dienstag im Monat in der Ev. Kirchengemeinde Köln-Brück, Am Schildchen 15, von 19:30-21:30 Uhr, bitte vorher telefonisch anmelden!

AHDS-Selbsthilfegruppe „ü18" – Köln-West des ADHS Deutschland e.V.
Karin Knudsen
Aachener Str. 489
50933 Köln
Tel.: (02 21) 3 56 17 81
shg-adhs@knudsen-online.com
Selbsthilfegruppe für Erwachsene mit ADHS, Treffen jeden ersten Montag im Monat in der Ev. Clarenbach-Kirchengemeinde Köln-Braunsfeld, Christian-Gau-Str. 51, von 19:30-21:30 Uhr, bitte vorher telefonisch anmelden!

Schmetterlinge
Selbsthilfegruppe für Eltern von Kindern mit Wahrnehmungs- und Bewegungsauffälligkeiten/ Aufmerksamkeitsdefizit-Syndrom, Köln
Doris Ganser-Rashid, Gertraud Winkendick
nc-ganserdo@netcologne.de
Höninger Weg 241
50969 Köln
Tel. und Fax: (02 21) 3 60 39 72
Treffen jeden ersten Montag im Monat im Ev. Gemeindezentrum Melanchthonkirche, Breniger Str. 18, Köln-Zollstock, bitte vorher telefonisch anmelden!

Sonnenblumen
Selbsthilfegruppe für Eltern von Kindern, Jugendlichen und jungen Erwachsenen mit ADHS, Köln – linksrheinisch
Birgit und Karl Handy
Tel.: (0 22 04) 42 48 61
ydnah.einnet@t-online.de
Treffen jeden zweiten Dienstag im Monat in den Räumen der Klinik und Poliklinik für Psychiatrie und Psychotherapie des Kindes- und Jugendalters der Universität zu Köln, Robert-Koch-Str. 10, Köln-Lindenthal, bitte vorher telefonisch anmelden!

Atelier artig
Heilpädagogisch-kunsttherapeutisches Atelier für Kinder und Jugendliche
Angelika Preß, Rabea Müller
Schaafenstr. 5
50676 Köln
Tel.: (02 21) 7 19 77 68
Fax: (02 21) 7 19 77 69
artig@artig-cologne.de
www.artig-cologne.de
Für Kinder von 4-15 Jahren, Therapie/Förderung durch künstlerische und gestalterische Mittel findet in altershomogener Kleingruppe statt, Sprachen: Deutsch, Englisch, Italienisch, Spanisch; Kosten können unter bestimmten Voraussetzungen vom Jugendamt übernommen werden.

HOCH HINAUS Therapeutisches Klettern
Katharina Prünte
Veledastr. 3
50678 Köln
Tel.: (01 62) 9 70 39 63
katharinapruente@web.de
kinderhochninaus@blogspot.com
Freizeitbezogene Ergotherapie mit AD(H)S-Kindern ab 6 Jahren; der Anteil der Ergotherapie kann von der Krankenkasse übernommen werden.

Sprachtherapie/Logopädie

**Logopädische Praxis
Dipl. Päd. Ute Ostendorf**
Teutoburger Str. 4
50678 Köln
Tel.: (02 21) 32 52 74
Fax: (02 21) 3 40 63 46
uostendorf@arcor.de
*Sprach-, Sprech- und Stimmtherapie,
Entspannungstechniken (zum Beispiel Autogenes
Training), Ernährungshinweise, Elternberatung*

**Praxis für Logopädie
Dorothee Gehringer**
Am Lennartzhof 16
50996 Köln
Tel.: (02 21) 39 62 29
Fax: (02 21) 93 54 90 00
info@logopaedie-rodenkirchen.de
www.logopaedie-rodenkirchen.de
*Beratung bei AD(H)S, Konzentrationstraining
(zertifiziert), Kinesiologie, Entspannungstherapie,
Behandlung von Sprach-, Sprech-, Stimm-,
Schluck- und Hörstörungen, Myofunktionelle
Therapie*

**Praxis für Sprachtherapie
Dipl.-Päd. Uta Henkel**
Dellbrücker Hauptstr. 28
51069 Köln
Tel.: (02 21) 6 80 30 14
Fax: (02 21) 6 80 33 15
praxis@sprachtherapie-praxis.de
www.sprachtherapie-praxis.de
*Behandlung von Sprach-, Sprech-, Stimm-,
Schluck- und Hörstörungen, Myofunktionelle
Therapie*

**Therapiezentrum für Kommunikations-
störungen TKKGe GmbH**
*Einzeltherapie mit versch. Therapieansätzen zum
Beispiel Sensorische Integration, Verhaltenstherapie, Wahrnehmungs- und Konzentrationstraining, Logopädie u. v. m.*
Siehe Ergotherapie

**Praxis für Sprachtherapie
Cornelia Löbbert**
Roonstr. 5
50674 Köln
Tel.: (02 21) 29 93 20 17
mail@sprachtherapie-beratung.de
www.sprachtherapie-beratung.de
*Ganzheitliche Betrachtungsweise der AD(H)S-
Symptomatik mit Übungen aus dem Bereich*

*Rhythmus und Sprache sowie Bewegung und
Sprache u. a. innerhalb der sprachtherapeutischen
Behandlung, für Kinder von 0-16 Jahren*

Stadt Köln

Frühförderungs-Beratung der Stadt Köln
Amt für Kinder, Jugend und Familie
Ottmar-Pohl-Platz 1
51103 Köln
Tel.: (02 21) 2 21-2 75 19
Fax: (02 21) 2 21-2 75 51
jugendamt@stadt-koeln.de
www.jugendamt-koeln.de

Jugendamt Köln
Amt für Kinder, Jugend und Familie
Ottmar-Pohl-Platz 1
51103 Köln
Tel.: (02 21) 2 21-2 54 16
Fax: (02 21) 2 21-2 55 99
jugendamt@stadt-koeln.de
www.jugendamt-koeln.de

Kinder- und Jugendgesundheitsdienst
Gesundheitsamt
Neumarkt 15-21
50667 Köln
Tel.: (02 21) 2 21-24 1 86
Fax: (02 21) 2 21-24 0 36
kinderundjugendgesundheit@stadt-koeln.de
www.stadt-koeln.de

**Kinder- und Jugendpsychiatrische
Beratungsstelle**
Gesundheitsamt
Neumarkt 15-21
50667 Köln
Tel.: (02 21) 2 21-2 73 82
kjp-beratungsstelle@stadt-koeln.de
www.stadt-koeln.de

**Schulpsychologischer Dienst
der Stadt Köln**
Stadthaus Deutz – Ostgebäude
Willy-Brandt-Platz 3
50679 Köln
Tel.: (02 21) 2 21-2 90 01
Fax: (02 21) 2 21- 291 85
schulpsychologie@stadt-koeln
www.stadt-koeln.de

Therapien, alternative

Atlantis VZW
Schepen Dejonghstraat 43
B 3800 Sint-Truiden
Tel.: 00 32 11 70 28 00
Fax: 00 32 11 69 11 37
info@atlantis-vzw.com
www.atlantis-vzw.de
*Behandlung von Lern-, Entwicklungs- und
Verhaltensstörungen mit der Tomatis-Hörtherapie
(„Audio-Psycho-Phonologie")*

Heilpraktikerin
Eva Krings
Auf der Steinen 9
51105 Köln
(02 21) 2 94 66 43
eva_krings@yahoo.de
*Homöopathische Einzelmitteltherapie bei
Aufmerksamkeits- und Wahrnehmungsstörungen
und AD(H)S*

Heilpraktikerin
Vera Sartorius
Siemensstr. 46
50825 Köln
Tel.: (02 21) 5 50 15 38
verasartorius@aol.com
www.verasartorius.de
*Energiearbeit, Radionische Analyse und Therapie,
Homöopathie (auch für die Eltern),
Sprachen: Deutsch, Englisch*

Heileurythmistin
Claudia Wasser
Tobiashaus
Zentrum für Anthroposophische Medizin
Lothringer Str. 40
50677 Köln
Tel.: (02 21) 32 36 78
claudiawasser@web.de
www.tobiashaus.de
Bewegungstherapie (Eurythmietherapie)

Praxis für künstlerische Sprachtherapie
Isabelle von Myskovszky
Tobiashaus
Zentrum für Anthroposophische Medizin
Lothringer Str. 40
50670 Köln
Tel.: (0 22 35) 84 5 45
Mobil: (01 71) 4 49 26 92
Fax: (0 22 35) 46 75 16
www.tobiashaus.de
Künstlerische Sprachtherapie

Träger der Kinder- und Jugendhilfe

Jugend- und Behindertenhilfe
Michaelshoven gGmbh
Pfarrer-te-Reh-Str. 2
50999 Köln
Ansprechpartner: Peter Sieber, Stephansheide
Tel.: (0 22 05) 92 27 15
Fax: (0 22 05) 92 27 50
p.sieber@diakonie-michaelshoven.de
www.diakonie-michaelshoven.de
*Flexible Familienhilfen, Elternberatung, intensive
pädagogische Einzelbetreuung, stationäre
Wohngruppen mit dem Schwerpunkt AD(H)S in
Köln und Umgebung*

Stiftung Die Gute Hand
Heilpädagogisches-psychotherapeutisches
Zentrum der Kinder-, Jugend- und
Behindertenhilfe
Jahnstr. 31
51515 Kürten

Kasinostr. 4
50676 Köln

Bergische Landstraße 82
51375 Leverkusen

Leitung ambulante Hilfen: Dr. Birgit Lambertz
Tel.: (0 22 07) 7 08 40
Koordination ambulante Hilfen:
Natascha Wolff
Tel.: (02 21) 92 12 29 77
Leitung Haus Hermann-Josef: Christoph Ahlborn
Tel.: (02 21) 92 12 29 11
info@die-gute-hand.de
www.die-gute-hand.de
*In Köln ambulante Hilfen für Jugendliche ab
14 Jahren. In den Zweigstellen Kürten und
Leverkusen Beratung für Kinder ab der Geburt:
Schreiambulanz, Erziehungshilfen, Schulbe-
gleitung, Entwicklungsförderung u. v. m.;
Tagesangebote: Heilpädagogische Tagesgruppen,
Familienzentrum (integrative Kindertagesstätte)
Förderschule, reittherapeutisches Zentrum;
Vollzeitangebote: Heilpädagogische und therapeu-
tische Wohngruppen für Kinder und Jugendliche,
Familienwohngruppen u. v. m.*

3.2. Literatur

Bücher, Broschüren und andere Medien zur Aufmerksamkeitsdefizit-/Hyperaktivitäts-störung (AD(H)S) gibt es inzwischen fast wie Sand am Meer. Wir können hier nur eine kleine Auswahl von Veröffentlichungen aufnehmen bzw. vorstellen, die uns beim Leben mit einem betroffenen Kind weitergeholfen haben oder die uns von anderen Eltern emp-fohlen worden sind. Weitere Literaturhinweise gibt zum Beispiel das zentrale adhs-netz (www.zentrales-adhs-netz.de).

Einführungen und praktische Ratgeber

adhs aufmerksamkeitsdefizit/hyperaktivitätsstörung ... was bedeutet das?

Chronische Erkrankungen im Kindesalter – ein gemeinsames Thema von Elternhaus, Kindertagesstätte und Schule. Informationen für Eltern.
Beide kostenlos erhältlich bei der Bundeszentrale für gesundheitliche Aufklärung, 51101 Köln bzw. per E-Mail: order@bzga.de; PDF als Download auf www.bzga.de

Das A.D.S.-Buch. Aufmerksamkeits-Defizit-Syndrom. Neue Konzentrations-Hilfen für Zappelphilippe und Träumer
Von Elisabeth Aust-Claus und Petra-Marina Hammer. Oberstebrink. ISBN 978-3-98044-936-6. 319 S., 19,80 Euro.
Ein guter, Mut machender Einführungsratgeber für Eltern mit klar verständlichen Erklärungen, prakti-schen Tipps für den Alltag und vielen Beispielen. Mit einem Kapitel, das sich an Kinder und Jugendliche richtet.

Das hyperaktive Kind und seine Probleme
Von Cordula Neuhaus. Urania. ISBN 978-3-33200-872-2. 240 S., 12,90 Euro.

Hyperaktive Jugendliche und ihre Probleme: Erwachsen werden mit ADS. Was Eltern tun können.
Von Cordula Neuhaus. Urania. ISBN 978-3-33201-088-6. 288 S., 16,90 Euro.
Zwei Klassiker der Literatur über AD(H)S, in der die anerkannte Expertin und gefragte Referentin Cordula Neuhaus anschaulich das Phänomen AD(H)S in allen seinen Facetten schildert und dabei kein Blatt vor den Mund nimmt. Ihr eigen ist die Binnen-Perspektive, mit der sie die Problematik oft aus der Sicht des betroffenen Kindes/Jugendlichen schildert. Und: Neuhaus plädiert sehr pragmatisch auch für Humor im Umgang mit AD(H)S; das ist mal eine andere Herangehensweise!

Das hyperaktive Baby und Kleinkind
Von Cordula Neuhaus. Urania. ISBN 978-3-33201-411-2. 128 S., 12,90 Euro.

Rastlose Kinder, ratlose Eltern: Hilfen bei ADHS
Von Kerstin Naumann, Peter F. Schlottke, Gerhard W. Lauth. Deutscher Taschenbuch Verlag. ISBN 978-3-42334-356-5. 240 S., 9,50 Euro.
In diesem Ratgeber für Eltern, aber auch Lehrer übersetzen die Autoren ihre langjährige Forschung und Arbeit mit betroffenen Kindern und Eltern in gut verständliche Erklärungen mit vielen praktischen Beispiele und Hilfen für den Alltag. Anhang mit ausführlichen Anleitungen, wie man mit Bonus-Systemen arbeitet.

Ratgeber ADHS. Informationen für Betroffene, Eltern, Lehrer und Erzieher zu Aufmerksamkeitsdefizit-/Hyperaktivitätsstörungen
Von Manfred Döpfner, Jan Frölich, Tanja Wolff Metternich. ISBN 978-3-80172-104-6. 49 S., 6,95 Euro.

Publikationen von Fach- und Betroffenen-Verbänden

Handreichung zum Thema ADHS
Herausgegeben vom TOKOL e.V.
AD(H)S aus Sicht der Betroffenen: Umfangreiche Informationen zum Thema ADHS, medizinische Definitionen, Erfahrungsberichte, Tipps für den Umgang für Betroffene sowie 50 Tipps zum Umgang im Klassenzimmer. Als PDF unter dem Titel „TOKOL ADHS-Broschüre" im Download-Bereich unter www.tokol.de erhältlich.

Informationsbroschüre des Regenbogen e.V. zu ADHS
Auszüge auf www.regenbogen-ev-heiligenstadt.de; die komplette Broschüre (ca. 30 Seiten) kann per adressiertem und frankiertem Rückumschlag und 2,50 Euro in Briefmarken beiliegend angefordert werden bei Regenbogen e.V., Helmut-Schatzler-Str. 8, 91332 Heiligenstadt.

Leitfaden ads/adhs
Informationsbroschüre des Hamburger Arbeitskreises ADS/ADHS. Erhältlich als PDF unter www.hamburger-arbeitskreis-ads.de (Menüpunkt: Über ADHS).

Praktisches für den Alltag

ADS - Eltern als Coach: Ein praktisches Workbook für Eltern
Von Elisabeth Aust-Claus und Petra-Marina Hammer. Optimind Media. ISBN 978-3-93700-301-6. 182 S., 19,80 Euro.
Ein übersichtliches „Elterntraining" in Buchform inkl. ausführlichem Baustein zum „Stressmanagement für ADS-Eltern". Von der Internetseite des Optimind-Instituts (www.opti-mind.de) kann man sich die im Workbook empfohlenen Hilfen wie Punktepläne, Wochenplaner und Stresskillerliste als PDF ausdrucken.

ADS - So fördern Sie Ihr Kind
Von Christine Ettrich und Monika Murphy-Witt. Gräfe und Unzer. ISBN 978-3-77425-792-4. 128 S., 12,90 Euro.
Sehr praktischer Ratgeber, wie Eltern ihre Kinder im Alltag unterstützen können. Mit Checklisten für das individuelle ADS-„Profil" des Kindes und vielen Coaching-Tipps für das Überleben im Alltag sowie Übungen und Spielen zu mehreren Schwerpunktfeldern (Konzentration, Organisation, Entspannung etc.). Auch für Kinder mit „H"!

„Eight Principles to Guide ADHD Children"
Von Russell A. Barkley. Lesenswerter und hilfreicher Aufsatz von Amerikas „ADHS-Papst". Er wird - auf Englisch - im Internet frei vertrieben. Einfach Barkley und den Titel bei einer Suchmaschine eingeben.

Das große ADHS-Handbuch für Eltern: Verantwortung übernehmen für Kinder mit Aufmerksamkeitsdefizit und Hyperaktivität
Von Russell A. Barkley. Huber. ISBN 978-3-45684-262-2. 453 S., 26,95 Euro.

Geschickte Hände. Feinmotorische Übungen für Kinder in spielerischer Form
Von Sabine Pauli und Andrea Kisch. Verlag Modernes Lernen. ISBN 978-3-80800-637-5. 148 S., 15,80 Euro.
Viele „ergotherapeutisch wertvolle" Übungen, die man auch zu Hause machen kann. Für regnerische Nachmittage mit hibbeligen Kindern.

Wackelpeter & Trotzkopf. Hilfen für Eltern bei hyperkinetischem und oppositionellem Verhalten
Von Manfred Döpfner, Stephanie Schürmann, Gerd Lehmkuhl. Beltz. ISBN 978-3-62127-567-5. 305 S., 24,90 Euro.
Elternleitfaden, der in einem 14-Stufen-Programm für zu Hause konkrete Handlungsanweisungen gibt, um problematisches Verhalten von Kindern zwischen drei und zwölf Jahren in den Griff zu bekommen. Beruht auf Therapiemethoden, die an der Uniklinik Köln entwickelt und erprobt wurden.

Zum Weiterlesen

ADHS kontrovers
Betroffene Familien im Blickfeld von Fachwelt und Öffentlichkeit. Von Gerhild Drüe. Kohlhammer. ISBN 978-3-17019-086-3. 266 S., 24,80 Euro.
Ein kämpferisches, wenn auch manchmal bitteres Buch, das sich aus Elternsicht unter anderem mit dem (Trug-)Bild von AD(H)S in Medien und (Fach-)Öffentlichkeit auseinandersetzt.

Eine andere Art die Welt zu sehen. Das Aufmerksamkeits-Defizit-Syndrom
Von Thom Hartman. Schmidt Römhild. ISBN 978-3-79500-735-5. 168 S., 12,50 Euro.
Sicherlich entgegen dem Anspruch des Untertitels („Eine praktische Lebenshilfe für aufmerksamkeitsgestörte Kinder und Jugendliche") für Kinder zu schwer, aber für Eltern und ältere Betroffene ein empfehlenswertes Buch mit einer positiven, aber nicht naiven Sichtweise der AD(H)S. (Nähere Besprechung s. Lese-Tipp, S. 21)

Hochrisiko ADHS. Plädoyer für eine frühe Therapie
Von Kirsten Stollhoff, Wilma Mahler, Karin Duscha. Schmidt-Römhild. ISBN 978-3-79500-796-6. 221 S., 14,80 Euro.
Die Autorinnen zeichnen die Lebensläufe von „AD(H)S-Kindern und -Jugendlichen" auf der Grundlage von Interviews nach. Ihr Fazit: Bleibt die Störung unbehandelt, hat dies drastische Auswirkungen auf die Betroffenen – im schlimmsten Fall Drogensucht, Jugendkriminalität und Selbsttötung. Die Verfasserinnen plädieren für eine frühe Therapie – mit Medikamenten, wenn es sein muss. Politik und Gesundheitswesen müssten für eine bessere Früherkennung sorgen und mehr finanzielle Mittel für die Intervention bereitstellen. Das Buch gibt auch konkrete Antworten auf Fragen rund um die medikamentöse Therapie.

Der Struwwelpeter
Oder lustige Geschichten und drollige Bilder für Kinder von 3 bis 6 Jahren. Von Heinrich Hoffmann. Diverse Verlage und Ausgaben.
Hier finden sich im „Zappel-Phillip" und „Hanns Guck-in-die-Luft" die vor mehr als hundertfünfzig Jahren beschriebenen beiden Hauptausprägungen ADHS und ADS.

Quarks & Co: Was ist los mit dem Zappelphilipp?
Script zur umstrittenen Sendung im WDR Fernsehen. Als PDF in Service-Bereich unter www.quarks.de downloadbar.

„Zappelphilipp" und ADHS: Von der Unart zur Krankheit
Von Eduard Seidler: In: Deutsches Ärzteblatt 2004, 101: A 239-243 (Heft 5). www.aerzteblatt.de
Medizingeschichtliche Hintergründe zur Störung.

Für Kinder

Clementine
Von Sara Pennypacker. Carlsen. ISBN 978-3-55155-496-3. 128 S., 7,95 Euro.

Vorhang auf für Clementine
Von Sara Pennypacker. Carlsen. ISBN 978-3-55155-541-0. 121 S., 7,95 Euro.
Wunderbare, liebevoll und lustig geschriebene Bücher über ein Mädchen mit tollen Ideen, das nicht still sitzen kann und von einer genialen Patsche in die nächste gerät. Beim Vorlesen lagen die Kinder unterm Sofa vor Lachen! Für Grundschulkinder.

Rico, Oskar und die Tieferschatten
Von Andreas Steinhöfel. Carlsen. ISBN 978-3-55155-551-9. 224 S., 12,90 Euro.

Rico, Oskar und das Herzgebreche
Von Andreas Steinhöfel. Carlsen. ISBN 978-3-55155-459-8. 272 S., 12,90 Euro.
Rico ist Förderschüler, nennt sich „tiefbegabt", und in seinem Kopf „geht es manchmal so durcheinander wie in einer Bingotrommel". Sein Freund Oskar ist hochbegabt, trägt aber ständig einen Helm – aus Angst, es könnte ihm etwas auf den Kopf fallen. Zwei originelle, nachdenklich machende Freundschaftskrimis für ältere Grundschulkinder und darüber hinaus.

Für Lehrer und Erzieher

ADHS – Der praktische Ratgeber für Schule und Unterricht
Von Kathrin Hoberg. Idee u. Produkt. ISBN 978-3-93412-225-3. 290 S., 19.80 Euro.
Der Ratgeber ist speziell auf die Bedürfnisse von Lehrkräften ausgerichtet, gibt Antworten auf die häufigsten Fragen und vermittelt praktikable und wirksame Strategien, die ohne viel Aufwand durchführbar sind. (Empfehlung des ADHS Deutschland e. V.)

AD(H)S und Wahrnehmungsauffälligkeiten. Fördermaterialien für den Kindergarten und die 1. Klasse
Von Birgit Ruf und Karin Arthen. Auer. ISBN 978-3-40304-796-4. 120 S., 23,40 Euro
Das Buch enthält verschiedene Arbeitsblätter und Anleitungen zur gezielten Förderung von Kindern mit einer AD(H)S vom Kindergarten bis zur 1. Klasse. Mit Kopiervorlagen.

Das ADS-Trainingsbuch: Methoden, Strategien und Materialien für den Einsatz in der Schule
Von Dieter Krowatschek, Gita Krowatschek, Uta Hengst. Band 1. AOL/Persen. ISBN 978-3-89111-934-1. 90 S., 23,95 Euro
Einführung in das Thema, didaktische Hinweise und bewährte Methoden für den Unterricht: Ein praktisches Werk vom Schulpsychologen und Lehrer Krowatschek für seine Kollegen.

Erwachsene und AD(H)S

ADS. Das Erwachsenen-Buch. Neue Konzentrations- und Organisations-Hilfen für Ihr Berufs- und Privatleben
Von Dieter Claus, Elisabeth Aust-Claus, Petra-Marina Hammer. Oberstebrink/Eltern-Bibliothek. ISBN 978-3-93433-306-2. 347 S., 19,80 Euro.
Das Pendant des ADS-Buches für Kinder für die ältere Gruppe der Betroffenen. Mit klarer Gliederung, verständlicher Einführung in das Thema und vielen anschaulichen Beispielen sowie Tipps und Tricks, wie man den Alltag, die Beziehung, den Job trotz ADS meistern kann. Lesenswert auch für Eltern von Kindern mit ADS mit Blick auf zukünftige Herausforderungen.

Elterntipps aus den Selbsthilfegruppen

ADS – Hilfen für unruhige Kinder
Von Helga Rühling. Rowohlt Tb. ISBN 978-3-49961-710-2.109 S.
(Vergriffen, aber zum Beispiel im Internet noch als Restposten/gebraucht erhältlich.)

Drück mich mal ganz fest. Geschichte und Therapie eines wahrnehmungsgestörten Kindes
Von Roswitha Defersdorf. Herder. ISBN 978-3-45104-916-3. 208 S., 9,95 Euro.

Langsam und verträumt: ADS bei nicht-hyperaktiven Kindern
Von Uta Reimann-Höhn. Herder. ISBN 978-3-45105-163-0. 160 S., 9,95 Euro.

Das neue Kinder brauchen Grenzen
Von Jan-Uwe Rogge. Rowohlt Tb. 978-3-49962-402-5. 272 S., 9,95 Euro.

Wenn es mit dem Lernen nicht klappt: Schluss mit Schulproblemen und Familienstress.
Von Jochen Klein und Detlef Träbert. Beltz. ISBN 978-3-40722-913-7. 246 S., 14,95 Euro.

Rechnen, keine Hexerei: Wie Kinder spielend rechnen lernen und was Eltern darüber wissen sollten
Von Brigitte Haberda. VAK. ISBN 978-3-93209-840-6. 166 S., 18,50 Euro.

Mit AD(H)S durch die Grundschule: Wie Sie die Konzentration, Motivation und Organisation Ihres Kindes fördern
Von Andrea Lex-Kachel, Martina Oberhauser, Elke Emmerich. Knaur. ISBN 978-3-42664-276-4. 128 S., 9,95 Euro.

Was ist los mit meinem Kind? Bewegungsauffälligkeiten bei Kindern
Von Sabine Pauli und Andrea Kisch. Urania. ISBN 978-3-78316-080-2. 128 S., 12,95 Euro.

Hilfe bei ADS (ADHS): Die neue, sanfte Nährstofftherapie
Für Zappelphilipp-Kinder und kleine Träumer. Mit Special: Legasthenie. Von Georg Keller, Marie-Therese Zierau, Annette Barth. Knaur. ISBN 978-3-42666-935-8. 128 S., 12,95 Euro.

Diagnose und Therapie der AD(H)S

Behandlungs-Leitlinien

Leitlinie der Arbeitsgemeinschaft ADHS der Kinder- und Jugendärzte e.V.
Aktualisierte Fassung Januar 2007. www.agadhs.de

Dt. Ges. f. Kinder- und Jugendpsychiatrie und Psychotherapie u.a. (Hrsg.):
**Leitlinien zur Diagnostik und Therapie von psychischen Störungen im Säuglings-, Kindes-
und Jugendalter**
Deutscher Ärzte Verlag, 3. überarbeitete Auflage 2007. http://leitlinien.net, Suchwort: Hyperkinetische Störungen.

European clinical guidelines for hyperkinetic disorder
First upgrade. www.adhs-deutschland.de (Unser Angebot/Leseecke) oder www.zentrales-adhs-netz.de
(Fachliteratur/Leitlinien)

Klassifikationssysteme

ICD-10:
www.who.int/classifications/icd/en/
(deutsch: www.dimdi.de, „Klassifikationen")

DSM-IV:
www.behavenet.com/capsules/disorders/adhd.htm
(deutsch: www.adhs.ch/diagnostik/dsm-IV.htm)

Darüber hinaus geben eine Reihe von Pharmafirmen, die AD(H)S-Medikamente herstellen, Informationsliteratur zum Thema heraus, so etwa Lilly Pharma (www.info-adhs.de) und Medice (www.medice.de). Diese zum Teil in Zusammenarbeit mit Experten erstellten Schriften geben praktische Tipps zu Themen wie Alltag, Schule etc. und sind als Downloads erhältlich.

3.3. Internetadressen

Themen-, Wissenschafts- und Fach-Seiten

www.adhsnetz-koeln.de
Seiten des „Kompetenznetzwerk ADHS Köln", einem Zusammenschluss von ca. 230 Fachleuten verschiedener Professionen (Ärzte, Lehrer, Psychotherapeuten, Physiotherapeuten, Sozialarbeiter, Erzieher, Selbsthilfegruppen u. v. m), die in Köln und Umgebung Kinder und Jugendliche mit AD(H)S sowie deren Familien beraten und behandeln.

www.agadhs.de
Homepage der „Arbeitsgemeinschaft ADHS der Kinder- und Jugendärzte (AG ADHS)" mit Informationen, Neuigkeiten sowie praktischen Tipps und Hilfen zum Thema.

de.wikipedia.org/wiki/ADHS
Recht gute Einführung in das Thema und meistens auf dem neuesten wissenschaftlichen Stand. Hier sind auch kontroverse und sogar abstruse Theorien zu AD(H)S dargestellt.

www.zentrales-adhs-netz.de
Das „zentrale adhs-netz" ist ein bundesweites Netzwerk zur Verbesserung der Versorgung von Kindern, Jugendlichen und Erwachsenen mit Aufmerksamkeitsdefizit-/Hyperaktivitätsstörungen (ADHS). Das Netzwerk richtet sich sowohl an Experten als auch an Betroffene, ihre Angehörigen und Bezugspersonen. Es informiert außerdem die Öffentlichkeit über ADHS.

www.adhs.ch
„ADD-Online – Informationen zur Aufmerksamkeitsdefizit-/Hyperaktivitätsstörung (ADHS)". Eine der ersten und wichtigsten deutschsprachigen Informationsseiten über AD(H)S, betrieben von einem Schweizer Psychologen und einem deutschen Arzt. Immer noch mit vielen lesenswerten Infos für Fachleute, Pädagogen und Betroffene. Mit Forum.

www.web4health.info/de
Etwas chaotisch anmutendes Info- und Beratungsportal mit ADHS-Bereich. Psychotherapeuten geben hier unter anderem Antworten auf Nutzerfragen.

Betroffenen-Verbände und Interessenvertretungen

www.adhs-deutschland.de
Seiten des „ADHS Deutschland e.V.", der größten Interessenvertretung von ADHS-Betroffenen und deren Angehörigen in Deutschland.

www.adhdeurope.eu
Internetseite des „ADHD-Europe", eines Interessenverbandes auf europäischer Ebene.

www.ads-ev.de
Internetseite der „Elterninitiative zur Förderung von Kindern, Jugendlichen und Erwachsenen mit AufmerksamkeitsDefizitSyndrom (ADS) mit/ohne Hyperaktivität" in Ebersbach. Mit Forum.

www.ads-hyperaktivitaet.de
Homepage der „Elterngruppe ADS/Hyperaktivität Frankfurt". Mit Forum.

www.ads-muenster.de
Seiten der „AD(H)S Selbsthilfe Münster". Mit kleinem Film- und Podcast-Archiv und Kreativwerkstatt.

www.juvemus.de
Homepage der Vereinigung zur Förderung von Kindern und Erwachsenen mit Teilleistungsschwächen e.V., die rund um AD(H)S informiert und berät.

www.kindernetzwerk.de
Internetangebot des „Kindernetzwerk e.V. – für Kinder, Jugendliche und (junge) Erwachsene mit chronischen Krankheiten und Behinderungen", Lobby- und Informationsplattform.

www.seht.de
Homepage der „Bundesvereinigung SeHT e.V. für Kinder, Jugendliche und Erwachsene mit Teilleistungsschwächen – ADHS sowie deren Eltern, Freunde und Förderer".

www.tokol.de
Der Internetauftritt von TOKOL e.V., „The Other Kind of Life", ein Verein für Menschen mit AD(H)S, Asperger-Autismus, Borderline-Syndrom, Post-Traumatischer-Belastungs-Störung und/oder Hochbegabung und deren Angehörige. Er bietet eine Fülle von Informationen und ermöglicht den Kontakt zu Gleichgesinnten.

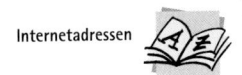

www.adapt.at
Österreichische Seite der „Arbeitsgruppe zur Förderung von Personen mit ADHS und Teilleistungsschwächen". Guter Infobereich, vor allem zum Thema Schule.

Foren, private Homepages von Betroffenen

www.adhs-anderswelt.de
Selbsthilfe-Community für Betroffene, Angehörige und Interessierte zum Thema AD(H)S.

www.ads-gruppe.de
Privat betriebenes „Internetportal für Geschichten von ADHS-Betroffenen und ADHS-Selbsthilfegruppen".

eigen-sinn.homepage.t-online.de
Seite zum Thema Hochbegabung und AD(H)S.

www.adlerseiten.de.vu

www.alles-doch-halb-so-schlimm.de

www.zappelphilipp.de

Begleitstörungen

www.asperger-online.de
Seiten der „Autismus Therapie Ambulanz Linker Niederrhein" zum Asperger-Syndrom.

www.aspies.de
Seite von Asperger-Betroffenen für Betroffene (und deren Eltern, Therapeuten, Erzieher, Lehrer und für Interessierte) – mit Forum, Pinnwand, Chat etc.

www.autismus.de
Homepage des „Bundesverbands zur Förderung von Menschen mit Autismus".

www.autismus-koeln.de
www.autismus-koelnbonn.de
Seiten des Selbsthilfevereins „autismus köln/bonn" und des „AutismusTherapieZentrums Köln".

www.bvl-legasthenie.de
Homepage des „Bundesverbandes Legasthenie und Dyskalkulie e.V."

www.bag-tl.de
Webangebot der „BundesArbeitsGemeinschaft zur Förderung der Kinder und Jugendlichen mit Teilleistungs-/Wahrnehmungs-Störungen e.V."

www.tourette.de
Internetangebot in Zusammenarbeit mit der „Tourette Gesellschaft Deutschland e.V." und dem „Interessenverband Tic & Tourette Syndrom e.V."

Elternhilfen

www.adhs.de
Website einer Lerntherapeutin, mit Hausaufgabentipps und Empfehlungen für Eltern und Pädagogen.

www.ads-adhsfundgrube.de
Infoseiten eines Lerninstituts im süddeutschen Raum zu AD(H)S, Teilleistungsstörungen und Lernschwierigkeiten. Inklusive Interviews mit Experten und betroffenen Eltern (Audio-Dateien).

www.opti-mind.de
Internetangebot des Wiesbadener Optimind-Instituts der Ärzte Elisabeth Aust-Claus und Dieter Claus, die sich auf AD(H)S spezialisiert haben. Viele Vorlagen zum kostenlosen Download (zum Beispiel Punktepläne, Diagnose-Checklisten), die man schon aus den Ratgebern kennt.

Nordamerikanische Seiten

www.additudemag.com
Onlineangebot zur US-amerikanischen Zeitschrift mit vielen Infos, Blogs etc., ungewohnt und störend: die viele Werbung für AD(H)S-Medikamente.

www.chadd.org
„Children and Adults with Attention-Deficit/Hyperactivity Disorder" ist die größte gemeinnützige Betroffenenorganisation in den USA.

www.add.org
Die Homepage der „Attention Deficit Disorder Association" (ADDA), der weltweit größten Interessenvertretung für Erwachsene mit einer AD(H)S.

www.adhdworld.com
www.addadhdblog.com
www.adhd.tv
Seiten des kanadischen Psychiaters Dr. Kenny Handelmann. Mit Foren, Blogs, Videos und Podcasts zum Thema.

Erwachsene und AD(H)S

www.ads-praxis.de
Internetangebot eines Arnsberger Arztes.

Zu guter Letzt ...

... möchten wir Ihnen noch einmal Mut machen.

Bei unseren Recherchen zu diesem Buch haben wir Fachleute – Ärzte, Pädagogen, Therapeuten u.v.m. – auch um Tipps und Ermutigungen für Eltern von Kindern mit AD(H)S gebeten. Einhelliger Tenor: Bleiben Sie dran! Geben Sie nicht auf! Menschen mit AD(H)S sind etwas Besonderes, es lohnt sich, um sie zu kämpfen, ihre Stärken zu unterstützen, auch wenn Fortschritte manchmal nur in kleinen Schritten messbar sind. Halten Sie zu Ihrem Kind, sehen Sie auch seine positiven Seiten, denn gemeinsam sind Sie stark und werden es schaffen! Glauben Sie an Ihr Kind und seine Potenziale. Sehen Sie AD(H)S als Herausforderung an. Fühlen Sie sich nicht schuldig, sondern helfen Sie, so gut Sie können!

Machen Sie sich durch Wissen fit, ermutigen die Experten weiter. Nehmen Sie professionelle Hilfe in Anspruch. Suchen Sie lieber früher als später Unterstützung! Versuchen Sie ruhig, mit ein wenig Distanz und Humor mit Ihrem Kind oder Jugendlichen umzugehen und nehmen Sie sein Verhalten nicht persönlich – das entlastet! Schaffen Sie Strukturen und setzen Sie Grenzen als Hilfestellung nicht als Bestrafung. Das Kind muss nicht angepasst sein, aber lernen, sich anzupassen.

Vergessen Sie bei aller Aktivität nicht, selber Kraft zu tanken, betonen fast alle befragten Fachleute. Gönnen Sie sich Auszeiten! Tauschen Sie Ihre Erfahrungen mit anderen Betroffenen aus! Und: Vermeiden Sie den „Einzelkampf". Lernen Sie auch, sich selbst wertzuschätzen – Ihr Kind hat Glück, dass Sie seine Eltern sind!

Welchen Pfad auch immer Sie mit Ihrem Kind einschlagen, welcher Therapiebaustein am besten „anschlägt" oder in welche Richtung sich der Lebensweg Ihres Kindes entwickelt – nach all unseren Erfahrungen kommt die Wende zum Positiven meist dann, wenn eigenes Handeln das Gefühl der Ohnmacht verscheucht. Am Allerwichtigsten ist also, dass Sie aktiv werden, die Sache selber in die Hand nehmen – und handeln, statt verzweifeln!

Wir wünschen Ihnen dabei viel Glück und Erfolg!

Anhang

Sorgfältiger Weg zur richtigen Diagnose

Abb. 1: Entscheidungsbaum für die Diagnose hyperkinetischer Störungen nach den Leitlinien der Deutschen Gesellschaft für Kinder- und Jugendpsychiatrie und -psychotherapie

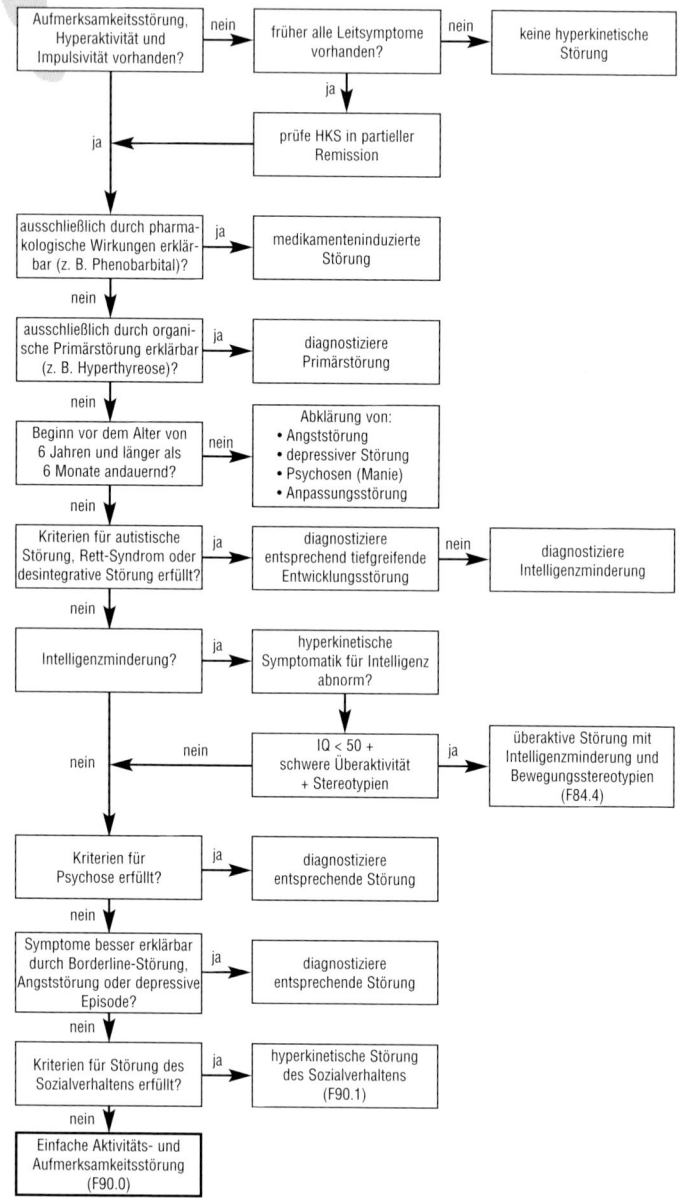

(Quelle: M. Döpfner, G. Lehmkuhl, R. Schepker, J. Frölich. In: Dt. Ges. f. Kinder- und Jugendpsychiatrie und Psychotherapie u.a. (Hrsg.): Leitlinien zur Diagnostik und Therapie von psychischen Störungen im Säuglings-, Kindes- und Jugendalter. 2007)

122

Vielfältig: der Weg zur richtigen Therapie

Abb. 2: Hierarchie des therapeutischen Vorgehens bei hyperkinetischen Störungen nach den Leitlinien der Deutschen Gesellschaft für Kinder- und Jugendpsychiatrie und -psychotherapie

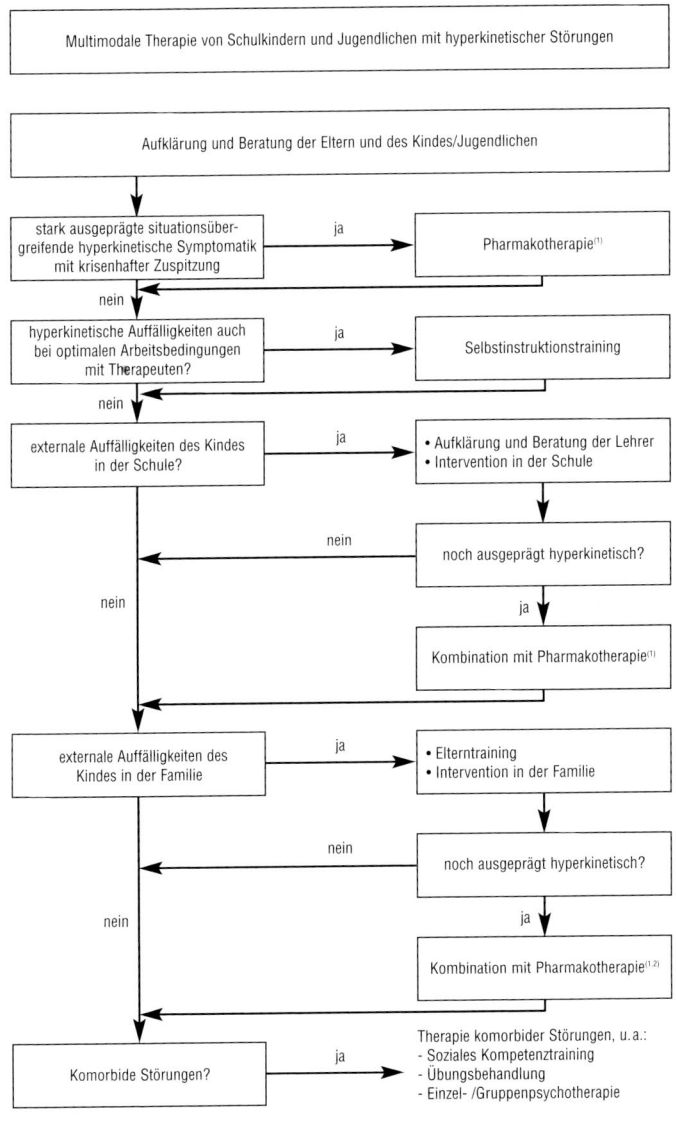

(1) Soweit keine Kontraindikation vorliegt
(2) Wenn hyperkinetische Störung nicht auf familiären Kontext beschränkt ist

(Quelle: M. Döpfner, G. Lehmkuhl, R. Schepker, J. Frölich. In: Dt. Ges. f. Kinder- und Jugendpsychiatrie und Psychotherapie u. a. (Hrsg.): Leitlinien zur Diagnostik und Therapie von psychischen Störungen im Säuglings-, Kindes- und Jugendalter. 2007)

Beispiel für einen Diagnosefragebogen

DISYPS-II
Beurteilungsbogen für Eltern, Lehrer/-innen und Erzieher/-innen (FBB-ADHS)

Name des Kindes/Jugendlichen:

Alter: Datum:

beurteilt von: O Vater   O Mutter   O Lehrer/-in   O Erzieher/-in

O anderer Person:

Kreuzen Sie bitte für jede Beschreibung die Zahl an, die angibt, *wie zutreffend* diese Beschreibung für das Kind bzw. die/den Jugendliche/-n ist.

Wenn nicht bekannt, bitte 0 ankreuzen.

Wie zutreffend ist die Beschreibung?

	gar nicht	ein wenig	weitgehend	besonders
1. Beachtet bei den Schularbeiten, bei anderen Tätigkeiten oder bei der Arbeit häufig Einzelheiten nicht oder macht häufig Flüchtigkeitsfehler.	0	1	☒ 2	3
2. Hat bei Aufgaben oder Spielen oft Schwierigkeiten, die Aufmerksamkeit längere Zeit aufrecht zu erhalten (dabei zu bleiben).	0	1	2	☒ 3
3. Scheint häufig nicht zuzuhören, wenn andere sie/ihn ansprechen.	0	1	☒ 2	3
4. Kann häufig Aufträge von anderen nicht vollständig durchführen und kann Schularbeiten, andere Arbeiten oder Pflichten am Arbeitsplatz häufig nicht zu Ende bringen.	0	1	☒ 2	3
5. Hat häufig Schwierigkeiten, Aufgaben und Aktivitäten zu organisieren.	0	☒ 1	2	3
6. Hat eine Abneigung gegen Aufgaben, bei denen sie/er sich länger konzentrieren und anstrengen muss (z. B. Hausaufgaben). Vermeidet diese Aufgaben oder macht sie nur widerwillig.	0	☒ 1	2	3
7. Verliert häufig Gegenstände, die sie/er für bestimmte Aufgaben oder Aktivitäten benötigt (z. B. Spielsachen, Hausaufgabenhefte, Stifte, Bücher oder Werkzeug).	0	1	2	☒ 3
8. Lässt sich oft durch ihre/seine Umgebung (äußere Reize) leicht ablenken .	0	☒ 1	2	3
9. Ist bei Alltagstätigkeiten häufig vergesslich (z. B. vergisst Schulsachen oder Kleidungsstücke).	0	1	2	☒ 3
10. Zappelt häufig mit Händen und Füßen oder rutscht häufig auf dem Stuhl herum.	0	☒ 1	2	3
11. Steht oft im Unterricht oder in anderen Situationen auf, in denen Sitzen bleiben erwartet wird.	0	1	☒ 2	3
12. Hat häufig Schwierigkeiten, ruhig zu spielen oder sich mit Freizeitaktivitäten ruhig zu beschäftigen.	0	1	☒ 2	3
13. Läuft häufig herum oder klettert permanent, wenn es unpassend ist.	0	1	☒ 2	3
14. Beschreibt ein häufig auftretendes starkes Gefühl der inneren Unruhe (besonders bei Jugendlichen).	0	☒ 1	2	3
15. Zeigt durchgängig eine extreme Unruhe, die durch die Umgebung oder durch Aufforderungen nicht dauerhaft beeinflussbar ist.	0	1	☒ 2	3
16. Ist häufig «auf Achse» oder handelt oft, als wäre sie/er angetrieben.	0	1	2	☒ 3
17. Platzt häufig mit der Antwort heraus, bevor Fragen zu Ende gestellt sind.	0	1	2	☒ 3
18. Kann häufig nur schwer warten, bis sie/er an der Reihe ist (z. B. bei Spielen oder in einer Gruppe).	0	1	☒ 2	3
19. Unterbricht oder stört andere häufig (z. B. platzt in die Unterhaltung oder Spiele anderer hinein).	0	1	2	☒ 3
20. Redet häufig übermäßig viel.	0	1	☒ 2	3

Bitte umkreisen Sie jetzt jene Beschreibungen, die Probleme beschreiben, welche Sie als besonders belastend erleben.

	Wie zutreffend ist die Beschreibung?			
	gar nicht	ein wenig	weitgehend	besonders

A1. Die beschriebenen Verhaltensprobleme sind insgesamt sehr belastend. | 0 | 1 | X | 3 |
(Falls keine Probleme, bitte 0 ankreuzen.)

A2. Bei **Schulkindern** und **berufstätigen Jugendlichen:** Die beschriebenen Verhaltensprobleme beeinträchtigen die schulische oder berufliche Leistungsfähigkeit erheblich.
Bei **Vorschulkindern:** Die beschriebenen Verhaltensprobleme beeinträchtigen die Fähigkeit des Kindes erheblich, intensiv und ausdauernd zu spielen oder sich selbst zu beschäftigen.
(Falls keine Probleme, bitte 0 ankreuzen.) | 0 | 1 | 2 | X |

A3. Die beschriebenen Verhaltensprobleme beeinträchtigen die Beziehungen zu Erwachsenen (Eltern, Erziehern, Lehrern) erheblich.
(Falls keine Probleme, bitte 0 ankreuzen.) | 0 | 1 | X | 3 |

A4. Die beschriebenen Verhaltensprobleme beeinträchtigen die Beziehungen zu anderen Kindern bzw. Jugendlichen erheblich.
(Falls keine Probleme, bitte 0 ankreuzen.) | 0 | 1 | 2 | X |

Beantworten Sie bitte zusätzlich folgende Fragen (B1 bis B5), wenn zumindest eines der beschriebenen Verhaltensprobleme für das Kind bzw. die/den Jugendliche/-n zutrifft.

B1. Die beschriebenen Verhaltensprobleme treten in der Familie auf. | 0 | 1 | X | 3 |

B2. Die beschriebenen Verhaltensprobleme treten im Kindergarten bzw. in der Schule auf. | 0 | 1 | 2 | X |

B3. Die beschriebenen Verhaltensprobleme treten außerhalb der Familie und des Kindergartens bzw. der Schule auf (z. B. Freizeitgruppen oder wenn das Kind zu Besuch ist). | 0 | X | 2 | 3 |

B4. Die beschriebenen Verhaltensprobleme haben vor dem Alter von 7 Jahren begonnen.
0 = stimmt nicht
X = stimmt

B5. Die beschriebenen Verhaltensprobleme bestehen seit mindestens 6 Monaten.
0 = stimmt nicht
X = stimmt

Bitte beantworten Sie abschließend noch die folgenden 6 Fragen.

K1. Achtet bei Hausaufgaben auf die Details. Ist sehr exakt und genau. | X | 1 | 2 | 3 |

K2. Kann sich gut in etwas festbeißen bis es erledigt ist. | X | 1 | 2 | 3 |

K3. Hat Spaß an Beschäftigungen, bei denen sie/er sich konzentrieren muss. | X | 1 | 2 | 3 |

K4. Bringt ihre/seine Aufgaben zügig zu Ende. | X | 1 | 2 | 3 |

K5. Kann sich ruhig, intensiv und lange mit einer Sache beschäftigen. | X | 1 | 2 | 3 |

K6. Überlegt, bevor sie/er handelt. | 0 | X | 2 | 3 |

Vielen Dank für Ihre Mitarbeit!

HUBER **[H]** Bestellnummer 03 129 12

Abdruck mit freundlicher Genehmigung des Verlages.

Beispiel für eine Punkteschlange*

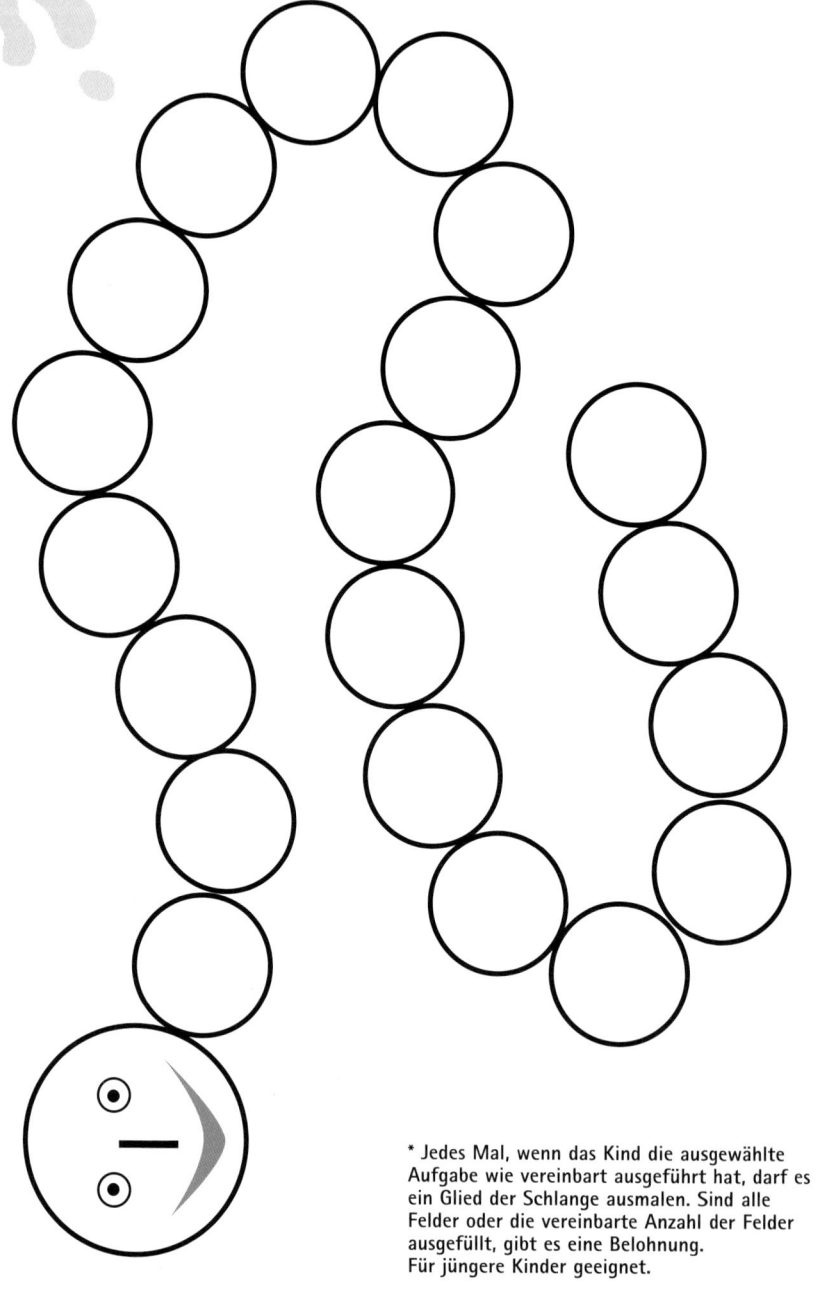

* Jedes Mal, wenn das Kind die ausgewählte Aufgabe wie vereinbart ausgeführt hat, darf es ein Glied der Schlange ausmalen. Sind alle Felder oder die vereinbarte Anzahl der Felder ausgefüllt, gibt es eine Belohnung.
Für jüngere Kinder geeignet.

Beispiel für einen Punkte-Sammel-Plan ☺*

Lisa (5 Jahre)	Montag	Dienstag	Mittwoch	Donnerstag	Freitag	Samstag	Sonntag	Gesamt
Alleine ausziehen								
Sachen über den Stuhl hängen								
Ohne Geschrei ins Bett gehen								
Gesamt								

Peter (10 Jahre)	Montag	Dienstag	Mittwoch	Donnerstag	Freitag	Samstag	Sonntag	Gesamt
Schulaufgaben gut erledigen								
Ranzen packen (ohne Maulen)								
Abendbrottisch decken								
Gesamt								

Vereinbarung für Lisa: 3 ☺ = auf den Spielplatz gehen, 5 ☺ = ein Eis, 10 ☺ = eine Haarspange
Vereinbarung für Peter: 5 ☺ = ½ Stunde Spaß (Compi oder TV), 10 ☺ = 1 Päckchen Sammelkarten, 20 ☺ = Kinobesuch

* Gesammelt werden können: Aufkleber (Sterne, Smileys etc.) oder gemalte Gesichter, Monster o.Ä.
Einen Sammelpunkt bekommt nur, wer seine Aufgabe ohne zu trödeln, zu schimpfen oder zu schreien komplett erledigt!